超声扫查技术丛书

血 管 超 声
扫查技巧及诊断图解

〔日〕山本哲也 著

赵 晖 译

北京科学技术出版社

Authorized translation from the Japanese language edition,entitled
めざせ!血管エコー職人

ISBN:978-4-498-01368-1
著：山本哲也

Mezase! Kekkanechoshokunin
Copyright © Tetsuya YAMAMOTO 2013
All rights reserved.
First original Japanese edition published by CHUGAI-IGAKUSHA Co., Ltd.
Chinese (in simplified character only) translation rights arranged with CHUGAI-IGAKUSHA Co., Ltd.
Through CREEK & RIVER Co., Ltd. and CREEK & RIVER SHANGHAI Co., Ltd.

著作权合同登记号：图字01-2021-3991

图书在版编目（CIP）数据

血管超声扫查技巧及诊断图解 /（日）山本哲也著；赵晖译. — 北京 ： 北京
科学技术出版社，2022.1（2025.1重印）
  ISBN 978-7-5714-1670-6

  Ⅰ. ①血… Ⅱ. ①山… ②赵… Ⅲ. ①血管疾病－超声波诊断－图解
Ⅳ.①R543.04-64

中国版本图书馆CIP数据核字(2021)第137120号

策划编辑：尤玉琢
责任编辑：刘瑞敏
责任校对：贾 荣
图文制作：申 彪
责任印制：吕 越
出 版 人：曾庆宇
出版发行：北京科学技术出版社
社　　址：北京西直门南大街16号
邮政编码：100035
电　　话：0086-10-66135495（总编室）
　　　　　0086-10-66113227（发行部）
网　　址：www.bkydw.cn
印　　刷：北京宝隆世纪印刷有限公司
开　　本：787 mm×1092 mm　1/16
字　　数：242千字
印　　张：13.5
版　　次：2025年1月第1版
印　　次：2025年1月第3次印刷
ISBN 978-7-5714-1670-6

定　　价：180.00元

译者前言

随着超声仪器日新月异的发展，血管超声检查在临床中的应用越来越广泛。目前有关血管超声诊断理论的书籍很多，但是指导实际检查操作的书籍很难见到。一个偶然的机会我看到了这本日文原著，它使我眼前一亮，作者是一位长期从事超声检查的技师。

在日本，超声检查和诊断往往分别由检查技师和诊断医师来完成，检查技师只负责对患者进行检查并采集图像，诊断医师则通过阅读图像做出疾病诊断，所以超声检查技师对于仪器的操作、血管的显示更加精准。而在我国，超声检查和诊断往往都由超声医师来完成。

本书与其他以血管超声诊断内容为主的著作、教科书不同，它从血管超声检查技师的视角、以图说的形式着重讲述了血管超声检查过程中的要点和技巧，从仪器的选择、仪器的调节到扫查时的体位、手法、顺序都做了详细的说明，告诉读者怎么才能使得到的图像更清晰，同时对不易显示的血管也给出了相应的解决方法，内容几乎囊括了全身的大、中血管。书中配有大量的精美图像和示意图，每幅图都配有详细解说，比起单单阅读文字内容更容易理解，使读者有身临检查现场的感受。书中"个人笔记""要点提示""诊断要点""难以显示部位的检查技巧"等专栏内容对于超声医师、临床医师及刚刚接触血管超声的学生也会有很大的帮助。

在翻译的过程中讲求忠实原著的风格，在能说明清楚的情况下尽量传达作者的原意。由于译者的水平有限，本书难免会存在疏漏、错误和译文不准确的地方，真诚希望发现疏漏和错误的读者给予指正。

希望这个中文版本对大家有所帮助！

赵　晖
东方医院超声科

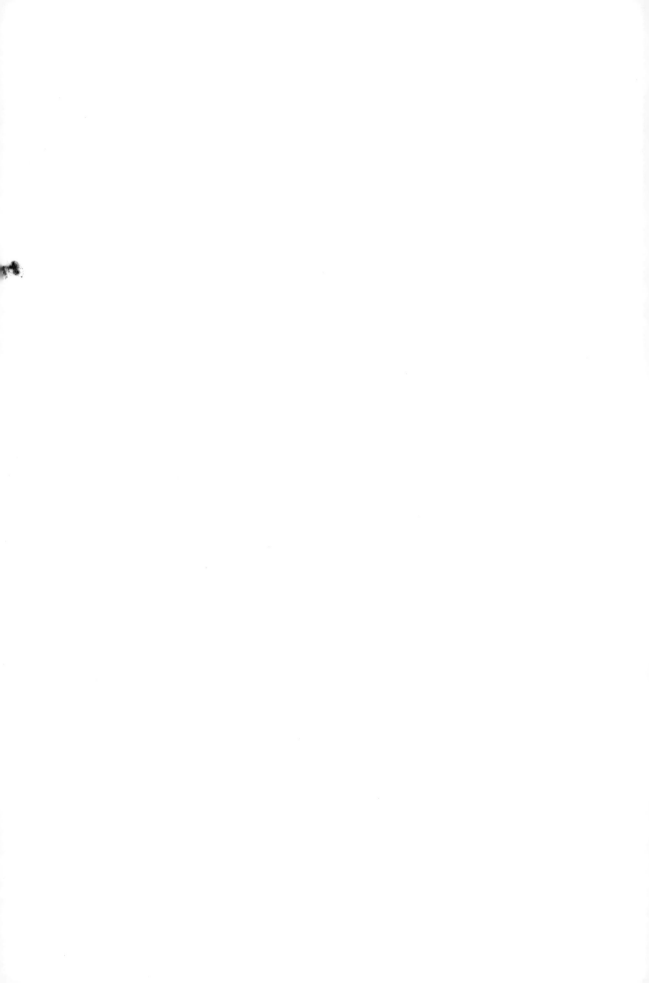

序

我既不是大学附属医院的教授，也不是临床医师，而是一名每天在临床一线面对大量血管超声检查工作并热爱这一工作的临床检查技师。这次受中外医学社的委托完成本书的编写工作。

现在回想起来，我是在20多年前开始从事血管超声扫查工作的，当时还没有针对血管超声扫查的专门书籍，所以每天的检查都可能有不正确的地方。但是，最近出版了不少有关这方面的书籍，大家可以很容易地学习相关的知识和技术。现在我也承担了《血管超声扫查技巧及诊断图解》一书的编写工作，我为自己能成为血管超声匠人而感到自豪。

匠人是指以手工技能或其他技艺为业的人，他们专注于自己从事的领域，能够一丝不苟地完成整个工序的每一个环节，对自己的工作有无人能比的自信。血管超声扫查的范围很广，要想在短时间内有效、正确地进行检查操作，就需要具备丰富的解剖学知识、能够熟练使用仪器和探头，还需要具有匠人般的精神。

本书包括颈动脉、主动脉、肾动脉、下肢动脉、下肢静脉等部位的血管扫查及观察、评估方法，并配有丰富的图片。此外，书中还包括最前沿的话题以及最新指南等相关内容，是一本可以得到血管超声扫查相关知识的实用指导书。

你可以从头阅读，也可以只读感兴趣的章节。中、高级水平的读者仅仅通过阅读"个人笔记""要点提示""诊断要点""难以显示部位的检查技巧"等总结性的专栏内容也可以提高技能。对于从事血管内治疗的医师、技师和护士来说要特别关注第六章的"穿刺部位并发症的评估"及"超声监测"。

本书是我20多年来努力所学知识和技术的总结，希望它能成为你在诊治患者过程中一本有用的书。

山本哲也

2013 年 4 月 8 日

目　录

第一章　颈动脉超声

第二章　主动脉超声

第三章　肾动脉超声

第四章　下肢动脉超声

第五章　下肢静脉超声

第六章 其 他

第一章

颈动脉超声

一、颈部血管的解剖

颈动脉超声检查可大致分为颈总动脉系统及椎动脉（包括一部分锁骨下动脉）系统超声检查。右侧的头臂干由主动脉弓分出，继而分为锁骨下动脉及颈总动脉。左侧则由主动脉弓直接分出颈总动脉及锁骨下动脉[1,2]。

（一）颈总动脉系统的解剖

颈总动脉（common carotid artery，CCA）沿胸锁乳突肌的内侧上行，形成具有压力感受器等结构的膨大部，在第4颈椎水平（个体之间存在差异，约在甲状软骨水平，通常在上缘高度）分为颈内动脉（internal carotid artery，ICA）及颈外动脉（external carotid artery，ECA）（图1-1A）。

颈内动脉迂曲上行，进入硬膜腔内后分出眼动脉（ophthalmic artery，OA），随后在颅内分出大脑中动脉（middle cerebral artery，MCA）及大脑前动脉（anterior cerebral artery，ACA），营养大脑及眼等器官。

此外，颈外动脉分出的甲状腺上动脉（superior thyroid artery）、舌动脉（lingual artery）、咽升动脉（ascending pharyngeal artery）、面动脉（facial artery）等多条动脉营养颅外各个器官。

（二）椎动脉系统的解剖

左、右椎动脉（vertebral artery，VA）在颈根部分别由左、右锁骨下动脉分出。左、右椎动脉在颈部后方进入第6颈椎的横突孔并穿经上方的6个横突孔，经枕骨大孔进入颅内。在颅内左、右椎动脉汇合形成一根基底动脉（basilar artery，BA）。由基底动脉分出左、右大脑后动脉（posterior cerebral artery，PCA）（图1-1B）。

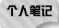

颈总动脉与颈内静脉

周围血管多数是同名的动脉与静脉伴行。但是，伴随颈总动脉走行的并不是颈总静脉，而是颈内静脉，这点务必要注意。近心端颈总动脉与颈内静脉平行走行，颈内静脉较粗且显示清晰。

两者区别的要点是，用探头轻轻压迫颈部，容易变形者是颈内静脉。颈内静脉是中心静脉导管留置时使用的血管。长期留置或反复留置导管容易导致血栓附着，有合并肺栓塞的可能。对于已经留置导管的病例，在颈总动脉检查时要确认导管情况。

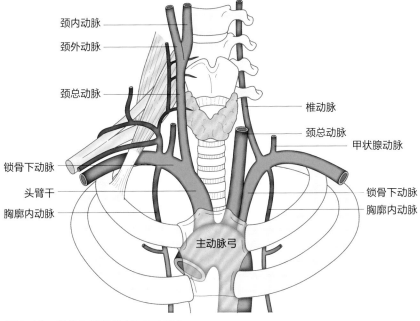

图1-1A　颈部血管解剖（颈部动脉）

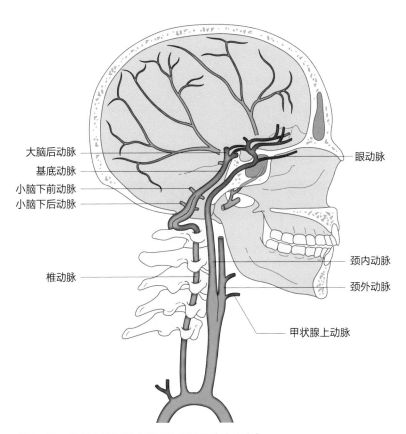

图1-1B　颈部血管解剖（颈内动脉及椎动脉分支）

二、超声实际操作方法

（一）超声探头的选择

由于颈动脉在距体表约3 cm处比较浅的范围内走行，所以主要使用7 MHz ~ 12 MHz的高频线阵型探头。颈内动脉远心端可以使用3.5 MHz ~ 6 MHz的凸阵型探头。评估主动脉弓及其分支、狭窄部的血流可以使用2.5 MHz ~ 5 MHz的扇型探头（图1-2）。此外，在检查颈总动脉及椎动脉的起始部、颈内动脉远心端、锁骨下动脉时，多数情况下使用微凸阵型探头则更为有效。

	高频线阵型	凸阵型	扇型
	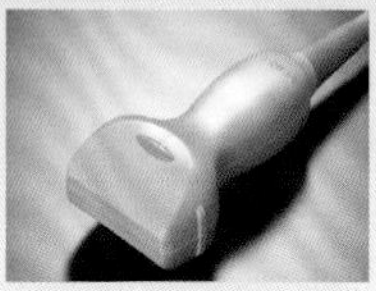	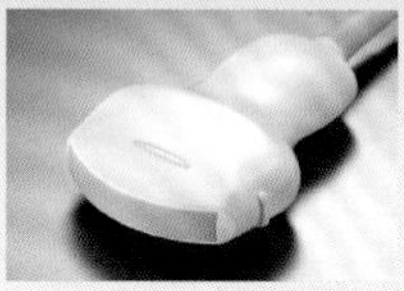	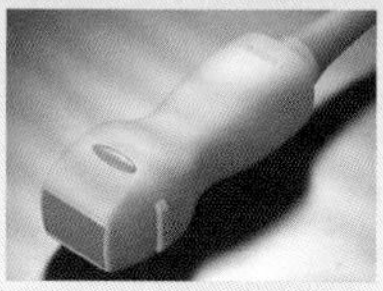
频率范围	7 MHz ~ 12 MHz	3.5 MHz ~ 6 MHz	2.5 MHz ~ 5 MHz
分辨率	良	较线阵型探头差	差
减衰	强	较线阵型探头差	弱
PW	可使用	可使用	可使用
CW	不可使用	不可使用	可使用
检查部位	全颈部	颈内动脉远心端	狭窄部 主动脉弓及其分支

图1-2　探头与频率

PW—脉冲多普勒；CW—连续波多普勒

（二）超声仪器的调节方法

1. B超的条件设定（图1-3）

（1）增益（gain）调节

B超仪器的增益调节以血管内膜清晰显示、血管腔内接近无回声状态为标准。增益调节过高时，噪声（如伪像）的亮度也会增加，从而会被误认为是血管内的异常结构。增益调节过低时，低回声斑块及血栓容易被漏诊。

（2）灰阶（dynamic range）调节

在检查血管内病变时，将动态范围调节至较宽的范围（60 ~ 70 dB），以便从高回声的钙化斑块到低回声的斑块均可显示出来。另外，当需要详细观察病变部位及储存图像时，灰阶调节范围要略微小一些（55 ~ 60 dB），使血管壁与血管腔的分界显示清晰，从而可以区别病变与伪像。

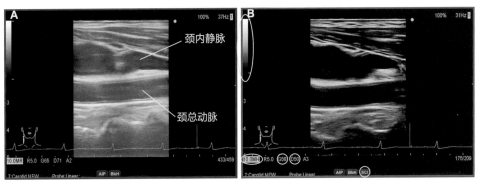

图1-3　B超条件设定

A. 调节前：颈内静脉与颈总动脉的血管内透声不良，是灰阶相差较小的声像图

B. 调节后：频率提高，增益及灰阶范围降低，显示器伽马曲线（view gamma curve）水平增大。改变显示器伽马曲线的水平可以改善血管内的透声。血管内有伪像时，使用空间复合成像（spatial compound imaging，SCI）可以减轻伪像

2. 多普勒超声的条件设定

多普勒超声检查分为彩色多普勒、脉冲多普勒和连续波多普勒，应了解各自的特点，并在检查中联合使用。

（1）多普勒超声的增益

彩色多普勒增益调节的正确方法是，将增益上调至血管外刚刚出现噪声时的水平，然后逐渐降低增益至血管外的噪声稍稍残留到即将消失的增益水平为宜。另外，需要注意的是，在脉冲多普勒和连续波多普勒的频谱显示中，如果没有适当地调节增益，则无法得到正确的血流速度。

（2）流速范围（velocity range）

根据检查血管的血流速度来调整流速范围。通常，颈动脉多普勒超声流速范围设定在20～50 cm/s。当检查血流速度快的血管时，如果彩色多普勒的流速水平设定得较低，则会产生混叠现象（aliasing），并形成镶嵌状的彩色表现（图1-4）；当检查血流速度

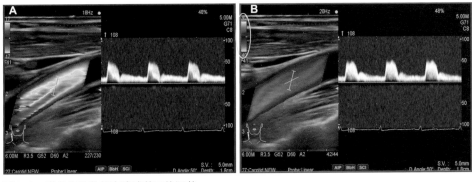

图1-4　彩色多普勒超声流速范围的调节

A. 流速范围设置较低：血流速度正常时，彩色多普勒产生混叠现象，形成镶嵌状的彩色表现，容易与狭窄的彩色血流表现相混淆

B. 流速范围设置适当

慢的血管时，如果彩色多普勒的流速水平设定得较高，则无法显示血管内的低速血流。另外，在脉冲多普勒和连续波多普勒的频谱显示中，如果实际血流速度超过了设定的血流速度水平，则会产生混叠现象，这时就要适当地调整流速范围及基线。

（3）多普勒超声的入射角度

许多需要进行超声检查的血管的走行都基本与体表平行，也就是说多普勒的入射角度相对于血流方向基本呈90°。在使用声束偏移功能时，通过调节设备可使多普勒的入射角度变小（图1-5）。但是，在使用声束偏移功能时会降低多普勒的敏感度，并难以检测到深部区域的血流信号。因此，虽然这是一个使用方便的功能，但也要尽量减小偏移的角度。

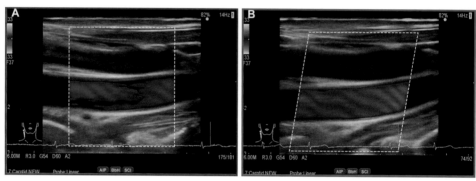

图1-5　多普勒超声的入射角度

A. 多普勒的入射角度相对于血流方向基本呈90°，血流图像不清晰

B. 使用声束偏移功能后，通过调节设备使多普勒入射角度变小，血流图像可以得到清晰显示

3. 脉冲多普勒和连续波多普勒超声的条件设定

（1）多普勒取样容积（sample volume）的调节

在使用脉冲多普勒测量血管内血流指标时，要正确设定取样容积的位置及大小（图1-6）。取样容积的位置要位于血管的中央，并且其大小不超过血管的内径，这样才能记录正确的血流信息。需要注意的是，取样容积过大时血管壁的杂波及相邻的静脉血流会同时被记录。

（2）角度校正

利用脉冲多普勒测量血流速度时，使用角度校正可测量与多普勒入射角度相对应的校正后的血流速度。但是，如果校正后的入射角度变大，测量的误差也随之变大，尤其是大于60°时校正的系数会明显增大，因此校正角度要尽可能小（图1-7）。

（3）多普勒滤波器的调节

除了血液成分以外，多普勒声束的反射信号中还包含其他组织（如血管壁及周围组织）的运动信号。若想除去这些血液成分以外的反射信号，就要使用滤波器（低频截止滤波器）。但是，当低频截止滤波器设置较高时，低速的血流信号将会同时被过滤掉。调节滤波器时要注意舒张期的低速血流信号。

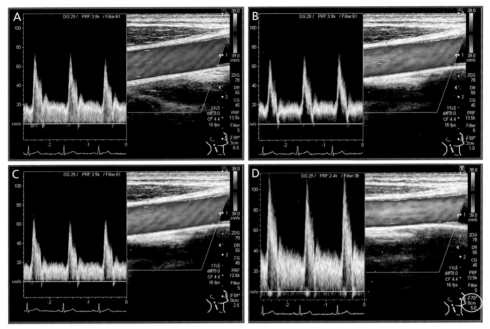

图1-6　多普勒取样容积的调节

A. 取样容积适当

B. 取样容积过小

C. 取样容积没有位于血管中央

D. 校正角度超过60°

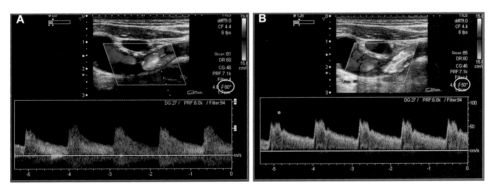

图1-7　角度校正

A. 角度校正到80°时，测量血流速度超过2.0 m/s

B. 角度校正到50°时，测量血流速度为0.7 m/s

（三）检查体位

去枕仰卧位，或使用较低的枕头，也可以仅使用几块毛巾。下颌轻轻上扬，脸略转向检查的对侧。但如果过度转向对侧，会导致血管弯曲而不容易检查（图1-8）。

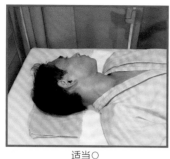
适当○

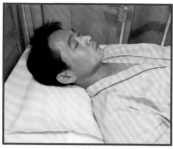
枕头过高×

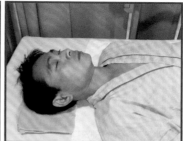
正面向上×

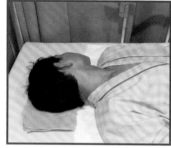
头部过度偏移×

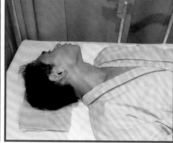
下颌过度向上×

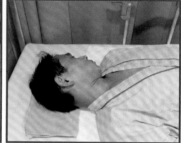
下颌过度向下×

图1-8 检查体位

（四）手持探头的方法

除小指以外的4个手指轻轻握住探头的中心部位，为了获得稳定的图像，手腕及小指轻轻接触被检者，并牢牢固定探头。

> **要点提示**
>
> 当为了固定探头而握得过紧时，就很难做细微的扫查，从而难以进行详细的观察。特别是初学者更容易这样操作。另外，必须要注意，被检者的颈动脉球部被过度压迫时可诱发晕厥。

三、超声扫查方法与正常图像

（一）颈总动脉系统

1. 颈总动脉横断面扫查

将探头置于锁骨上窝颈侧面横断面进行扫查，此时如果没有扫查到血管，在颈侧面左右平行移动探头，直到显示血管（图1-9）。观察血管时要养成把观察的血管置于画面中央的习惯。从锁骨上窝向锁骨后方稍稍倾斜探头可显示颈总动脉的起始部（右侧为头臂干）（图1-10）。

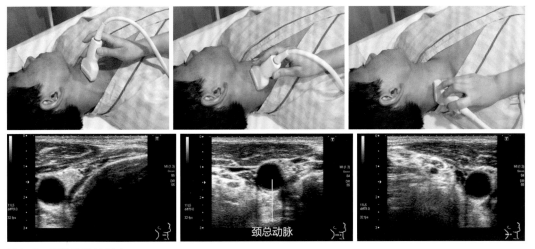

图1-9　颈总动脉的扫查

将探头放在锁骨上窝颈侧面横断面进行扫查。此时如果没有显示血管或血管图像显示在画面的边缘，则左右移动探头位置，将要检查的血管置于图像的中央

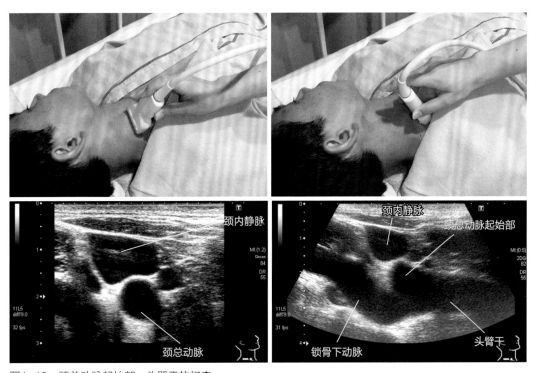

图1-10　颈总动脉起始部、头臂干的扫查

　　在倾斜的探头慢慢返回的同时，观察颈总动脉的近心端。在显示与颈总动脉相垂直的断面后，将探头缓慢地向远心端移动，在颈总动脉中部观察。这时血管的横断面呈正圆形。随后将探头继续向远心端移动，血管稍稍扩张的部位就是颈动脉球部（图1-11）。由于此处是颈外动脉与颈内动脉的分叉处，所以呈纺锤状膨大，应多次多方向旋转观察，尽可能显示颈内动脉远心端（图1-12）。

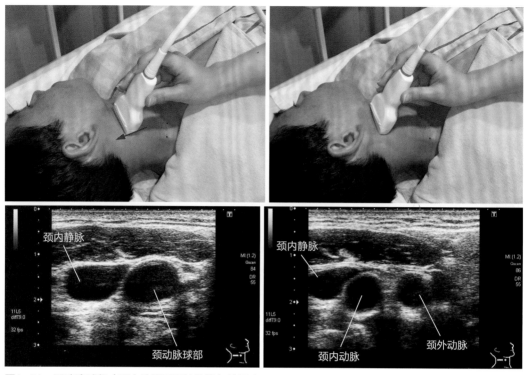

图1-11　颈动脉球部（颈内动脉及颈外动脉）的扫查

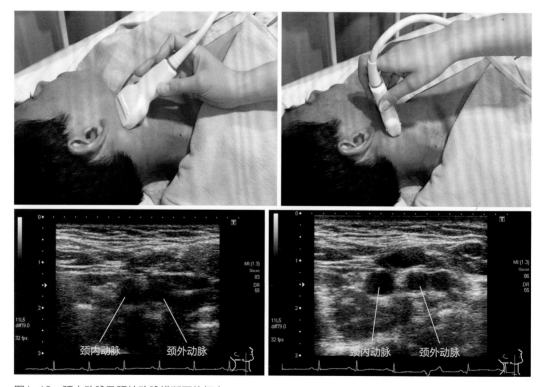

图1-12　颈内动脉及颈外动脉横断面的扫查

扫查时探头不是与"颈部"垂直，而是与"血管"垂直，颈内动脉起始部至远心端逐渐向深部走行。因此，将探头向头侧倾斜，使声束朝向心脏方向即可得到标准的横断面图像

扫查图像

　　扫查时探头不是与"颈部"垂直，而是与"血管"垂直。颈内动脉起始部至远心端逐渐向深部走行，因此，将探头向偏向头侧倾斜，使声束朝向心脏方向即可得到标准的横断面图像（图1-12）。

2. 颈总动脉纵断面扫查

　　在横断面图像的基础上，将探头逆时针方向旋转90°即可得到纵断面图像（图1-13）。这时，血管前壁与后壁同时清晰地显示，就是我们想要的纵断面图像。血管壁不清晰时，可以使用斜切面。在可疑病变的部位要多方向反复观察，防止漏诊。

　　要在颈动脉球部同时显示颈内动脉和颈外动脉的纵断面图像时，超声波的声束要从正面倾斜。通常，外侧深部（头部后侧）为颈内动脉，内侧浅表侧（头面侧）为颈外动脉（图1-14）。在纵断面及横断面都很难显示颈内动脉远心端时，需要在头面侧或头部后侧来扫查。

个人笔记

高位分支

　　一般来说，许多东亚人的颈内动脉与颈外动脉的分叉处高于第4颈椎。因此，在超声检查时，观察不到分叉后的起始部的情况也比较常见。

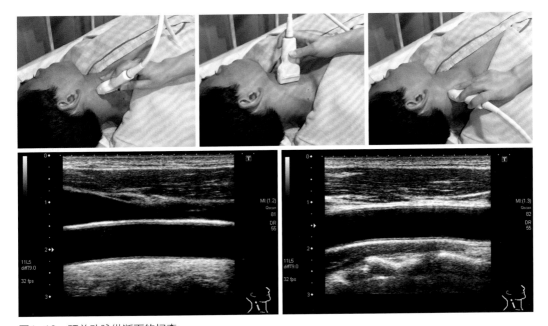

图1-13　颈总动脉纵断面的扫查
调整仪器得到血管前壁与后壁同时清晰显示的断面。在纵断面要以横断面检查时怀疑病变的部位为中心从2个方向扫查

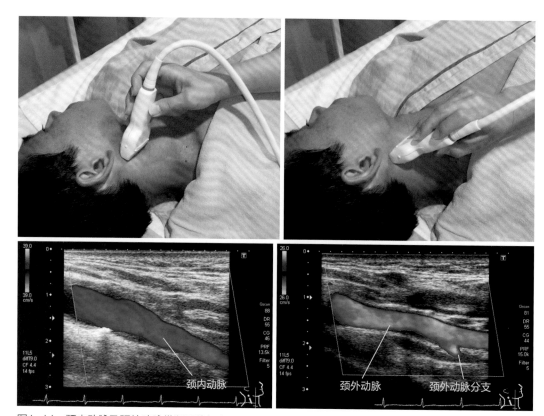

图1-14　颈内动脉及颈外动脉纵断面的扫查

外侧深部（头部后侧）为颈内动脉，内侧浅表侧（头面侧）为颈外动脉

要点提示

从2个方向观察

横断面扫查时血管前壁和后壁的病变可以清晰地显示，但许多病例的病变在侧壁时不易被发现。为了防止漏诊，推荐从2个方向扫查。先从颈部侧面观察，再从后侧观察，这样即使在横断面显示不清晰的部位也可以得到充分显示（图1-15）。

要点提示

颈内动脉与颈外动脉的区别（图1-16）

颈内动脉与颈外动脉伴行，有时两者不易鉴别，尤其是伴有病变及高位分叉病例，初学者难以鉴别颈内动脉和颈外动脉。鉴别时可以参考以下几点。

①颈内动脉比颈外动脉粗。

②颈内动脉见不到分支，颈外动脉可见较直的分支。

③颈内动脉在颈外动脉的外后方走行。

④颈内动脉的舒张期血流速度大于颈外动脉。

⑤轻叩颞部（颞浅动脉附近）颈外动脉，血流速度、波形发生变化。

＊由于颈内动脉是大脑的供血血管，需要大量的血液供应，所以血管的阻力低，舒张期流速快。颈外动脉的血管阻力高，舒张期流速慢。

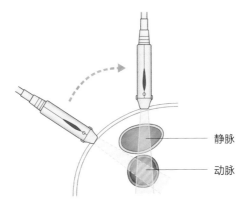

图1-15A 从2个方向观察

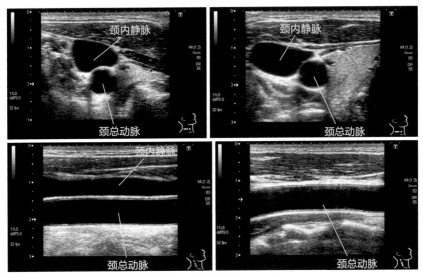

图1-15B 从2个方向观察

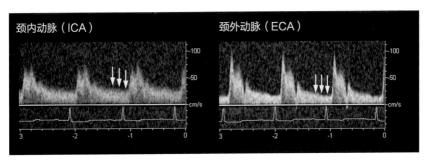

图1-16 颈内动脉及颈外动脉的鉴别方法
舒张期血流速度：颈内动脉≥颈外动脉

（二）椎动脉系统

扫查出颈总动脉的纵断面后，探头慢慢向外侧倾斜，可以看到深部的颈椎横突的超声影像，其间可见椎动脉和椎静脉走行。靠近探头的是椎静脉，离探头较远的是椎动脉。另外，由于椎动脉管径细且在较深处走行，有时显示会比较困难，如果同时使用彩色多普勒就比较容易显示。但是，有必要调整仪器的设置条件（参照"要点提示"）。

椎动脉起始部的检查可以使用扇型探头，在扫出锁骨下动脉起始部后慢慢扫查其分支，要注意椎动脉与甲状腺上动脉的区别。也有左侧椎动脉直接由主动脉弓分出的病例。

椎动脉显示的技巧（图1-17）

用检查颈总动脉的设置条件来检查椎动脉，可能会出现血流显示不出来的情况。如果知道颈总动脉与椎动脉的特征，就可以理解为什么它们适合的设备条件不同。

①颈总动脉的血流速度快，椎动脉血流速度慢：检查时彩色多普勒的流速范围要在颈总动脉检查的基础上稍稍降低。这时也稍稍降低B超的增益（深部的STC及TGC），同时增高彩色多普勒的增益，血流信号就容易显示了。

②颈总动脉的血管位置浅、椎动脉的血管位置较深：聚焦点的位置应设定在深部。由于使用声束偏转功能时敏感度降低，所以要尽量使血管倾斜显示。另外，降低彩色信号发射频率，增加彩色多普勒发射脉冲的周期数（脉冲长度）可提高敏感度，但是由于纵向分辨率同时降低，在检查时一定要适当地使用。

③颈总动脉的管径粗，椎动脉管径细：椎动脉左、右管径不对称比较常见，检查时应以椎骨和椎静脉做标志认真检查。

椎动脉闭塞

在日常工作中，常常遇到椎动脉的血流信号即使在适当的条件下（当怀疑椎动脉有闭塞时，流速范围调整在10 cm/s以下）也不能显示的情况。这可能是由于操作不正确而不能显示，也可能是由于血管闭塞而不能显示。这时要注意椎静脉的血流能否显示。通常，静脉比动脉的血流速度低，如果椎静脉的血流信号可以显示，那么由于血管闭塞导致椎动脉血流信号不能显示的可能性较大。在使用脉冲多普勒时也不能测量到血流信号，椎动脉闭塞的诊断就更加可靠。

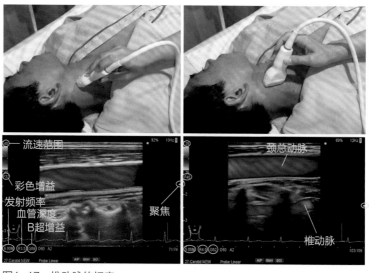

图1-17　椎动脉的扫查

扫查出颈总动脉的纵断面后，探头慢慢向外侧倾斜，可以看到深部的颈椎横突的超声影像，其间可见椎动脉和椎静脉走行

仪器条件的调节方法：椎动脉比颈总动脉的位置要深，观察椎动脉时要适当地降低探头频率，调整血管扫查的深度及聚焦；降低B超增益的同时稍稍增加彩色增益；彩色多普勒的流速范围要在颈总动脉检查的基础上稍稍降低，这样就可以清晰显示椎动脉

四、超声观察及评估方法

（一）血管径的评估

　　通过测量血管管径及病变处管径来判断有无狭窄及动脉瘤形成。筛查时，可以在任意断面通过测量动脉搏动的最小径或者最大径来确定血管径，测量点为内膜间距离或外膜间距离（图1-18）。这时尽可能在血管壁没有增厚的正常部分进行测量。另外，在严重的动脉硬化病例中，由于血管径本身有扩张，所以血管的外径也要测量。血管径测量的时相可在同步的M型超声或心电图上判断血管收缩期（心脏舒张期：心电图QRS波）[3]（图1-19）。

1. 颈总动脉的评估

　　正常人的左、右颈总动脉管径没有差异，一般在颈动脉球部的近心端处进行测量。随年龄的增长，血管弹性减低，血管内径有增大的趋势。

2. 椎动脉的评估

　　正常人椎动脉管径左、右不对称的情况比较常见，通常为左侧大于右侧。另外，当颈总动脉及对侧的椎动脉发生病变时，椎动脉可出现代偿性明显增宽。

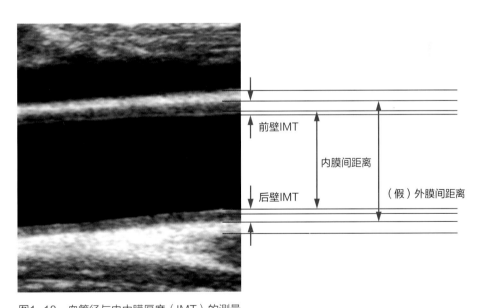

图1-18　血管径与内中膜厚度（IMT）的测量

3层结构的内中膜测量点是在内膜侧的高回声层与外膜侧的高回声层之间，血管径的测量是在后壁的前缘至前壁的后缘之间。颈动脉的管径随心脏搏动而变化，一般在血管收缩末期（左心室的舒张末期）进行测量，相当于在同步心电图记录的P波至QRS波之间进行测量

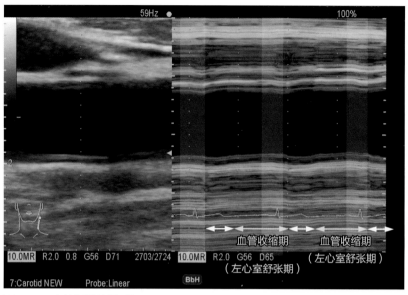

图1-19　血管径测量的时相

由于颈动脉的管径随心脏搏动而变化，一般在血管收缩末期（左心室舒张末期）进行测量，也就是在同步心电图记录的P波至QRS波之间（黄色箭头所示）进行测量

个人笔记

血管外膜间距离

　　颈总动脉、颈内动脉和椎动脉的血管外膜间距离的标准值可简单地记为"7、5、3"（表1-1）。另外，血管扩张以较正常管径增宽1.5倍为标准，颈总动脉大于10 mm、颈内动脉大于8 mm提示血管扩张。

表1-1　血管径的标准值

	血管内径（mm）	血管外膜间距离（mm）
颈总动脉	6.0±0.9	7.0±0.9
颈内动脉	4.8±0.9	5.4±1.0
椎动脉	2.9±0.5	3.1±0.6

注：判断血管外膜间距离扩张标准，颈总动脉在10 mm以上，颈内动脉在8 mm以上。

（二）内中膜复合体的观察与内中膜厚度的测量

　　动脉壁从血管腔侧起分为内膜、中膜、外膜3层结构。颈动脉的声像图从血管腔内侧至外侧表现为高回声带、较薄的低回声带、较厚的高回声带3层结构。其中血管腔侧的高回声带和低回声带一起作为内中膜复合体（ intima-media complex，IMC）来评估。另外，它的厚度作为内中膜厚度（intima-media thickness，IMT）进行测量（图1-20）。

　　IMC：健康人IMC的表面光滑，分层结构清晰。随着年龄增长和动脉硬化的发生，表面不光滑，回声增强，分层结构不清晰。

IMT：随着年龄增长逐渐增厚。有报告指明，30岁时IMT 0.6 mm，以后每增长10岁IMT增厚0.1 mm，70岁时可达到1.0 mm[4]。临床上，1.0 mm以下为正常，1.1 mm以上为异常增厚[5]。另外，65岁以上的高龄者，最大IMT达1.2 mm以上（有文献报道为1.18 mm）发生心血管事件的概率增加[6]。

1. 最大内中膜厚度的测量

一般来说，最大内中膜厚度（Max IMT）是包括斑块在内的IMT的最大值（图1-21）。众所周知，它与心肌梗死及脑卒中等全身动脉硬化性疾病的风险密切相关。测量范围包括颈总动脉、颈动脉球部及颈内动脉，并在左、右两侧可观察到的范围内测量最大值。此外，颈外动脉不在测量的范围。

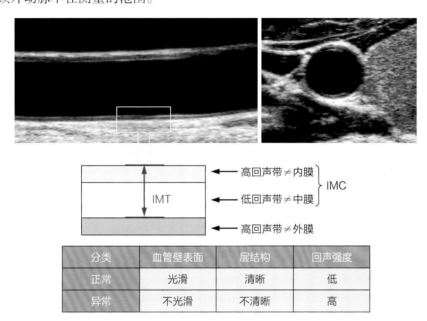

分类	血管壁表面	层结构	回声强度
正常	光滑	清晰	低
异常	不光滑	不清晰	高

图1-20　内中膜复合体
≠表示不等于

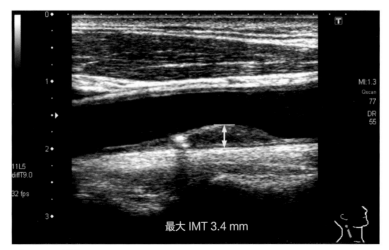

图1-21　最大IMT

如果有闭塞部位或钙化部位，可描述为"闭塞"和"由于伴有钙化无法评价"[7]。此外，由于超声波的特性，前壁的IMC有时不易显示，所以只能在后壁测量，这时要注明最大IMT为后壁的测量值。

IMT的正确测量

为了正确测量IMT值，要使用高频率探头，在超声波声束与血管壁垂直的断面进行测量。由于IMT测量的最小单位是0.1 mm，所以要想把测量误差控制到最小，则需要把图像放大，放置好测量用的卡尺并仔细测量（图1-22）。测量时最好使用与血管垂直的短轴切面及血管中央的长轴切面，在这2个切面确认测量结果[3]。

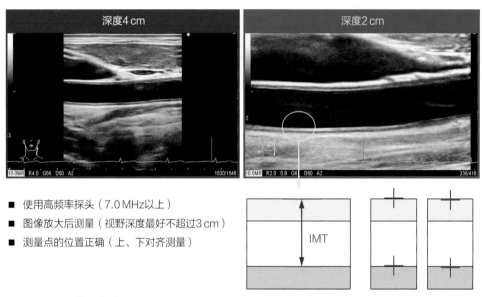

- 使用高频率探头（7.0 MHz以上）
- 图像放大后测量（视野深度最好不超过3 cm）
- 测量点的位置正确（上、下对齐测量）

图1-22　IMT的正确测量

近侧壁与远侧壁、前缘与后缘

近侧壁与远侧壁IMT测量的位置有所不同。在远侧壁测量时，于IMT与血管腔的明显分界处，测量血管腔一侧高回声带的前缘与血管外膜高回声带的前缘之间的距离。在近侧壁测量时，于IMT与血管腔的明显分界处，测量血管腔一侧高回声带的后缘与血管外膜高回声带的后缘之间的距离（图1-18）。

2. 平均内中膜厚度的测量

平均内中膜厚度（Mean IMT）是不包括颈动脉球部在内的2个以上部位测量值的平均数。已经报道的一种方法是，利用仪器软件分别在颈总动脉最大IMT测量部位的两端（远心端与近心端）1 cm的位置进行测量，计算包括最大IMT在内的3点的平均值（图1-23A）。但是，当颈总动脉最大IMT测量部位两端的测量点偏离或不能清晰显示时，可以用最大IMT测量部位的一端1 cm及2 cm处的3个测量值算出平均IMT（图1-23B）。

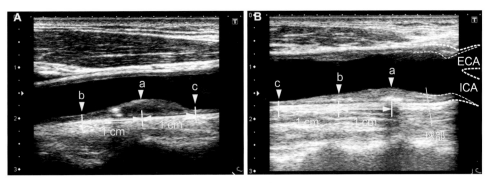

$$平均 IMT = \frac{a+b+c}{3}$$

图1-23　平均IMT的测量

ECA—颈外动脉；ICA—颈内动脉

3. 颈动脉斑块评分

使用斑块评分法作为颈动脉硬化程度的半定量评估方法。

计算方法有颈动脉4分法[8]和3分法（图1-24）。4分法（分叉处远心端15 mm、近心端15 mm之间）虽然可以比较准确地评估，但是操作比较烦琐。相比之下，3分法（颈内动脉、颈动脉球部、颈总动脉）更加简单，分别测量左右斑块厚度的总和作为斑块评分。但是，当血管闭塞时两种方法均不能使用。

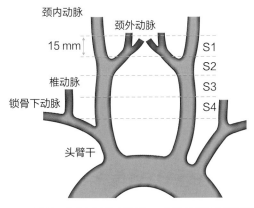

4分法：在分叉处远心端15 mm至分叉处近心端每隔15 mm分为4份，测量左右两侧斑块厚度的总和

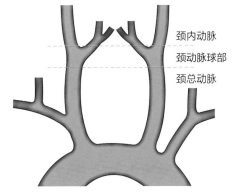

3分法：分别测量颈内动脉、颈动脉球部、颈总动脉左右斑块厚度的总和

图1-24　颈动脉斑块评分

斑块评分是指1.1 mm以上内中膜厚度的总和，不能用于血管闭塞的病例。不包括颈外动脉，而是由左、右颈总动脉及颈内动脉测量计算得出

（三）斑块的评估

1. 定义

斑块是向血管腔内突出的局限性、隆起性病变。各个学会指南的定义存在差异。日本超声波医学会认为"IMC表面有变为曲线点的局限性隆起性病变称为斑块。但是，对于血管重建（vascular remodeling）的病例，无论血管腔内是否存在隆起性病变，均视为斑块"[3]，这个定义与血管壁厚度无关。日本脑神经超声波学会的定义是"从外膜起，厚度在1.1 mm或以上的部分称为斑块"。这个定义认为正常人的IMT随年龄的增长几乎没有超过1.1 mm的情况，是为了方便起见而定义的，但是超过1.1 mm厚度的部分并不一定是病理上的粥样硬化[5]，这个定义没有形态上的标准，无论是否存在隆起性病变均视为斑块。另外，早期动脉硬化研究会的定义是"IMT超过1.0 mm，IMC表面有变为曲线点的局限性病变，但是对于血管重建的病例，无论血管腔内是否存在隆起性病变，均视为斑块"[7]。检查者根据哪个定义来判断有无异常要在各个医院内统一。

2. 斑块的厚度、数量的测量

评估斑块的最大厚度及隆起的幅度、个数。这些数值对评估动脉硬化性病变及其治疗效果是非常重要的。测量斑块最大厚度时要注意是否为血管的斜切面，最好使用短轴切面测量[5]（图1-25）。

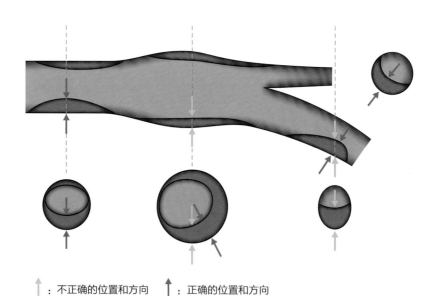

↑：不正确的位置和方向　↑：正确的位置和方向

图1-25　最大IMT的测量
在测量最大IMT时，要注意显示最大厚度的部位是否为血管的斜切面，应参照与长轴断面垂直的横断面进行测量

3.斑块性质的判断

引起50%以上狭窄的斑块，需要描述斑块的回声强度、表面性状，以及内部回声是否均匀等性质。

（1）回声强度

回声强度分为低回声（hypoechoic）、等回声（iso-echoic）和高回声（hyperechoic）3个等级（图1-26），它们分别根据血液、周围软组织、骨骼的回声强度做参考来判定。另外，检查的深度和仪器的设置条件也可引起回声强度的变化，最好在病变同侧（前壁或后壁）分别选取参照物做比较。各个断面均不能清晰显示时，不要勉强分类，应记录为鉴别困难。

（2）表面性状

表面性状可分为光滑、不规则、溃疡（图1-27）。溃疡的定义包括"凹陷程度超过2 mm"[9]和"伴有明显凹陷"[3]两种表述。前者用于诊断仪器的分辨率较低时，但现在的仪器都可以检出较小的溃疡，因此许多医院采用后者作为标准。另外，介于溃疡和光滑之间者为不规则。

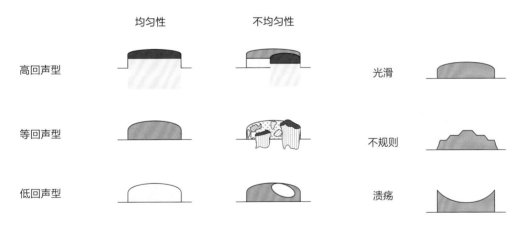

图1-26　根据斑块的回声强度与均匀性分类[3]

多方位扫查均显示不清晰，与伪像鉴别困难时，不要勉强分类，应记录为鉴别困难

图1-27　斑块表面的形态[3]

（3）均匀性

只含有上述1种回声的斑块为均匀性斑块，含有上述2种及2种以上回声时为不均匀斑块（图1-26）。

（4）稳定性

斑块的稳定性与附着的血栓、斑块的坏死及斑块的硬度有关，要注意观察。为了避免不稳定斑块的漏诊，必须要适当调整增益、聚焦及动态范围等设备条件（图1-28）。这时应提高帧频速率并仔细观察。

增益的调节

斑块的回声强度随增益的调节有很大的变化。在详细观察评估低回声斑块的性质时，不可避免地要将增益调高，需要注意的是此时低回声斑块的回声水平将会变成等回声（图1-28）。因此，在观察斑块回声的强度时，要根据图像整体的回声水平来进行判断。

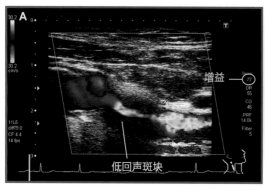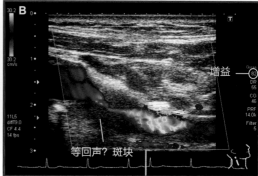

图1-28　调整增益发生改变的斑块图像

A. 低回声斑块

B. 等回声斑块

调节增益后，低回声斑块变化为等回声斑块。观察斑块回声强度时，要根据图像整体的回声水平来判断

（四）狭窄的评估

狭窄率的判断方法包括北美症状性颈动脉内膜切除试验（north american symptomatic endarterectomy trial，NASCET）法、欧洲颈动脉手术试验（european carotid surgery trial，ECST）法、面积法（面积狭窄率）等3种方法。不同的方法测出的狭窄率有差异，因此在报告中要注明狭窄率的测量方法。一般来说，狭窄率从大到小的顺序为面积法≥ECST法≥NASCET法，相应的狭窄率请参考图1-29[5]。每个方法的优点和缺点见表1-2。

ECST法	40%	50%	60%	70%	80%	90%
面积法	60%	75%	84%	91%	96%	99%
血流速度	150 cm/s			200 cm/s		

图1-29　狭窄率的关系（ECST法与面积法的差异）

表 1-2　狭窄率评估方法的优点与缺点

	优点	缺点
NASCET 法	评估内膜剥脱术适应证的有效依据 能很好地反映血流动力学	颈内动脉远心端显示困难 偏心性狭窄测量不准确
ECST 法	比 NASCET 法方便 容易测量高位分支的病例	高估球部—颈内动脉膨隆部的狭窄率 偏心性狭窄测量不准确
面积法	可以测量偏心性狭窄	测量数值大于血管造影等的狭窄率 高估狭窄率
最大血流速度	测量简便 可测量钙化等病变	相同的狭窄率因狭窄的形状及病变的距离不同， 　测量值也会发生改变 受多普勒入射角度影响

1. 根据血管径测量狭窄率

根据血管径测量狭窄率推荐使用NASCET法[10,11]和ECST法[12]（图1-30）。NASCET法是由狭窄部位远心端的正常部位的血管外径与狭窄部位内径计算得出的狭窄率，这与血管造影的计算方法相同。ECST法是由狭窄部位的血管外径与内径计算得出的狭窄率。由于每个狭窄部位的形状不同，使用的测量方法不同，计算结果差异很大。一般来说，偏心性狭窄应在狭窄部位的短轴切面根据狭窄部位内径来计算（图1-30）。

2. 面积狭窄率

在斑块部位横断面上，除去斑块病变部分的血管内面积与狭窄部位血管内面积的比值，即为面积狭窄率（图1-30）。由于比较容易设定为同一断面检查，所以适用于随诊观察。但是需要注意的是，面积狭窄率与血管造影的狭窄率并不完全吻合。此外，测量时超声波声束要与血管长轴断面垂直，这一点非常重要（图1-31）。

要点提示

狭窄率的测量

测量狭窄率时，仅仅使用B超，狭窄部位的内膜面与血管腔的界限不清的情况时有发生，因此就有必要同时使用多普勒超声。但是，彩色多普勒有角度依赖性，如果扫查时血管稍稍倾斜，血流就不能充分显示。另外，狭窄部位常常有大量的血流外溢，这也是低估狭窄率的原因。

在这种情况下，使用脉冲多普勒就能有效改善。脉冲多普勒比彩色多普勒的分辨率更高，可以将通过狭窄部位的血流的影响减到最小，使狭窄部位的测量更加准确。单独用B超不能准确测量时，就要使用分辨率更高的脉冲多普勒来测量（图1-32）。另外，当使用彩色多普勒引导测量时，要注明测量结果只能作为参考。

ECST法[12]

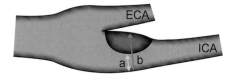

$$狭窄率 = \frac{b-a}{b} \times 100\%$$

NASCET法[10,11]

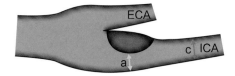

$$狭窄率 = \frac{c-a}{c} \times 100\%$$

面积狭窄率

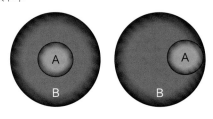

$$狭窄率 = \frac{B-A}{B} \times 100\%$$

※偏心性狭窄的测量方法

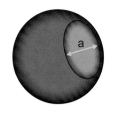

在短轴图像确认并测量短径

※颈总动脉狭窄时增加上述面积狭窄率的测量

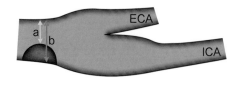

根据ECST法进行测量并报告直径狭窄率为xx%

图1-30　狭窄率的测量方法
ECA—颈外动脉；ICA—颈内动脉

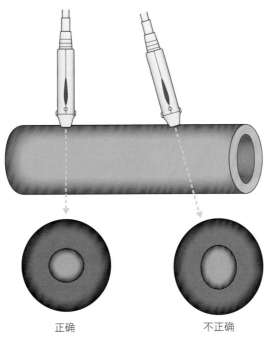

正确　　　　　　　　不正确

图1-31　测量面积狭窄率时的注意点

超声波声束垂直于血管长轴断面入射

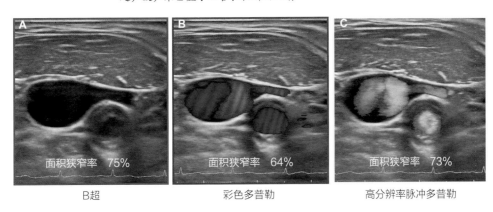

B超　　　　　　　彩色多普勒　　　　　高分辨率脉冲多普勒

图1-32　彩色多普勒引导下的狭窄率测量

A. B超难以单独测量狭窄率

B. 由于彩色多普勒超声可显示溢出血管外的血流信号，所以测量的血管腔比实际的血管内腔要粗

C. 脉冲多普勒比常规的彩色多普勒分辨率更高，可显示高帧频、低溢出的血流信号，便于狭窄率的测量

3. 多普勒法推测狭窄率

　　把取样容积放在彩色多普勒显示血流信号变窄的部位，用脉冲多普勒及连续波多普勒测量收缩期的最大血流速度，以评估狭窄的程度（图1-33）。狭窄部位的收缩期最大血流速度超过1.5 m/s 时，NASCET法可推断狭窄率在50%以上[13]；收缩期最大血流速度超过2 m/s 时，NASCET法推断狭窄率在70%以上[14]。但是，狭窄部位的近心端闭塞时，血流速度减低[5]。另外，在严重狭窄的病例中，狭窄部位远心端的血流加速度时间（AT）延长，血流呈湍流样。

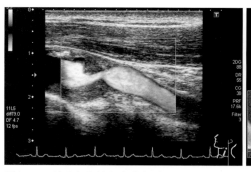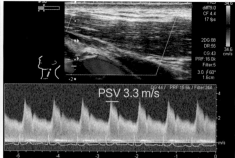

图1-33　狭窄部位的血流速度测量

PSV—收缩期最大血流速度

五、血流速度的测量与评估

在日常工作中，一般是在颈总动脉、颈内动脉及椎动脉管径比较均匀的部位分别测量血流速度。当血管走行迂曲、重度狭窄或闭塞时，需要特别注意选择取样点的位置。另外，在怀疑颈内动脉闭塞时，必须要测量颈外动脉的血流速度。

（一）取样容积的设定

1. 取样容积的大小（图1-34）

脉冲多普勒的取样容积通常推荐为血管腔的2/3左右。如果取样容积过大，会受到动脉壁搏动的影响；取样容积过小，置于血管中央测量的流速偏快。

取样容积
· 大小：占血管腔的2/3
· 角度：60°以内
· 位置：距分叉处2 cm以上的部位
　　　　（为血管径3倍左右的距离）

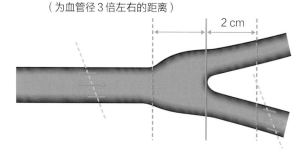

图1-34　取样容积的设定

2. 取样容积的角度

要设定多普勒的入射角度尽可能小的断面。为了减小测量误差，必须把角度校正在60°以内。

3. 取样容积的位置

有狭窄时，取样容积置于最狭窄处；无狭窄时，在图像显示良好处均可放置。但是，要避开有血流发生变化的分叉处，应该放置在距离分叉处2 cm以上部位。

（二）血流频谱的测量

收缩期最大血流速度（peak systolic velocity，PSV）和舒张末期血流速度（end diastolic velocity，EDV）是必须测量的指标，时间平均最大血流速度（time averaged maximum flow velocity，TAMV）、收缩期加速度时间（acceleration time，AT）、收缩期最大流速/舒张末期流速比值（SD ratio）、阻力指数（resistance Index，RI）以及使用平均血流速度求出搏动指数（pulsatility index，PI）等指标根据需要进行测量。另外，在评估频谱形态时同时记录心电图是非常有帮助的。

个人笔记

2种平均血流速度

超声多普勒所测出的平均血流速度有下列2种，需要确定仪器的设置条件。针对不同应用应设置不同的条件，要注意不合适的条件测量的结果会有很大的差异（图1-35）。

TAMV：通过追踪最大血流速度频谱的边缘（血流速度最快的部分）而得到。通常用于计算PI值。

时间平均血流速度（time averaged flow velocity，TAV）：每分钟或一定时间内的平均血流速度。1分钟内的平均血流速度由仪器自动描记，通过取样容积内的血流速度求出。

正确的血流量计算需要利用时间平均血流速度。因此，在记录血流频谱时，在血管腔内把取样容积调节到最大，并适当调节多普勒滤波器使高速血流及低速血流均能显示出来。

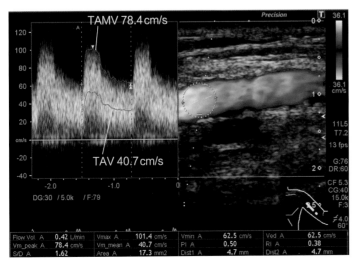

图1-35 平均血流速度
显示TAV为40.7 cm/s，血流量为0.42 L/min。另外，TAMV为78.4 cm/s，由此计算出的血流量为0.82 L/min，两者存在较大差异

（三）血流评估

1. 颈总动脉血流评估

颈总动脉的血流速度随着年龄的增长而减小。尤其是最大血流速度，70岁［（34.6±8.9）cm/s］比20岁［（70.3±12.2）cm/s］减慢约一半[15]。平均血流速度、最低血流速度、时间平均最大血流速度、时间平均血流速度均随着年龄的增长而减小，但变化的程度要小于最大血流速度值的降幅[16]。

可根据颈总动脉舒张末期的血流速度判断远心端病变。

双侧颈总动脉舒张末期血流速度不等，当健侧（血流速度快的一侧）/患侧（血流速度慢的一侧）大于1.4时，怀疑颈内动脉的闭塞或重度狭窄[17]（图1-36）。但是，当双侧颈总动脉血流速度均减低的时候则不能判断远心端病变。

舒张末期比值（end diastolic ratio，ED ratio）判定标准

ED ratio =	$\dfrac{\text{健侧的舒张期血流速度}}{\text{患侧的舒张期血流速度}}$
ED ratio	闭塞部位的诊断
1～1.4	正常
1.4～4	大脑中动脉闭塞或者颈内动脉狭窄
4以上	颈内动脉完全闭塞

A.正常

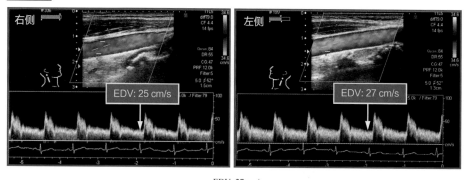

$$\text{ED ratio} = \frac{\text{EDV: 27 cm/s}}{\text{EDV: 25 cm/s}} = 1.1$$

B.左颈内动脉重度狭窄

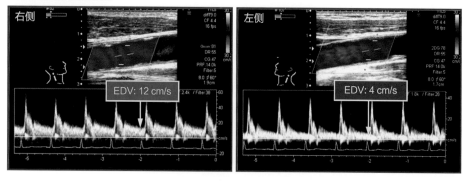

$$\text{ED ratio} = \frac{\text{EDV: 12 cm/s}}{\text{EDV: 4 cm/s}} = 3.0$$

图1-36　舒张末期比值[17]

EDV—舒张末期血流速度

诊断要点

重度主动脉瓣关闭不全及主动脉瓣狭窄

　　双侧的颈总动脉舒张末期血流速度均减低时，有必要观察是否存在重度主动脉瓣关闭不全（图1-37A）。另外，当颈总动脉收缩期的血流频谱上升缓慢呈狭窄后模式（post stenotic pattern）时，要怀疑重度主动脉瓣狭窄（图1-37B）。这时做心脏超声检查是最可靠的确认方法，如果无法做心脏超声检查，则要进行心脏听诊及椎动脉检查，观察是否存在支持重度主动脉瓣狭窄诊断的变化。

A. 重度主动脉瓣关闭不全

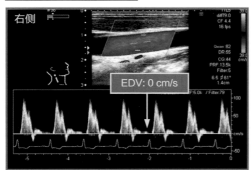
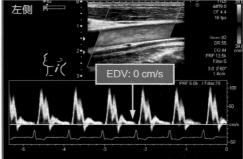

$$ED\ ratio = \frac{EDV:\ 0\ cm/s}{EDV:\ 0\ cm/s}$$

B. 重度主动脉瓣狭窄

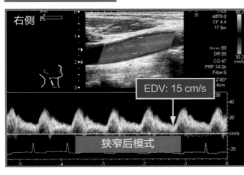
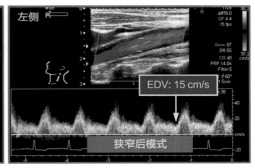

$$ED\ ratio = \frac{EDV:\ 15\ cm/s}{EDV:\ 15\ cm/s}$$

图1-37　重度主动脉瓣关闭不全及重度主动脉瓣狭窄
EDV—舒张末期血流速度

2. 颈内动脉血流评估

　　多普勒超声测量的最大血流速度超过2.0 m/s时，NASCET法判断的狭窄率为70%以上[14]；当超过1.5 m/s时，NASCET法判断的狭窄率为50%以上[13]。另外，舒张期血流速度在0.7 m/s以上，及颈内动脉与颈总动脉最大血流速度的比值大于3时，或者颈内动脉与颈总动脉的舒张末期血流速度比值大于3.3时，提示颈内动脉狭窄率约为70%[14]。

3. 椎动脉血流评估

椎动脉狭窄多发生在椎动脉从锁骨下动脉分出的起始部及小脑下后动脉分支前后部位，较少发生在沿椎体走行的部位。但是狭窄病变很难用B超直接检测，通常需要根据频谱形态改变来推断。

舒张末期及平均血流速度减低时，怀疑为远心端血管闭塞或重度狭窄的频谱改变（图1-38）。但是，当这种情况发生在老年人及先天性椎动脉纤细的病例中时，不一定就是有病变存在。舒张末期血流速度在10 cm/s以下、平均血流速度在18 cm/s以下、椎动脉PI值高于颈总动脉的PI值时，就可怀疑远心端部位闭塞或重度狭窄（图1-39）。

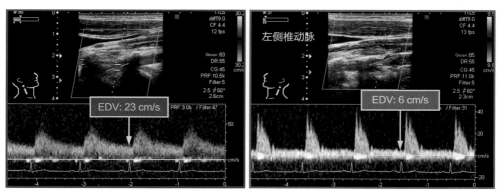

图1-38　椎动脉的血流频谱
左侧椎动脉的舒张末期血流速度较右侧椎动脉明显减低，怀疑远心端病变。EDV—舒张末期血流速度

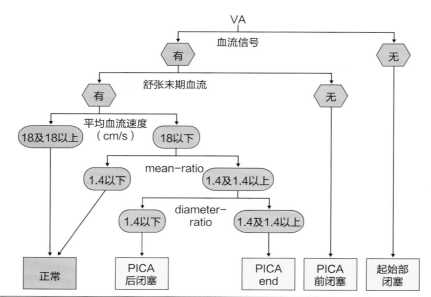

PICA end: 是指椎动脉发育不良、PICA分支后先天性闭塞等先天畸形。
根据这个诊断标准无法诊断双侧椎动脉PICA后闭塞，这点要注意。

图1-39　椎动脉闭塞诊断流程图[18]
VA—椎动脉；mean-ratio—平均血流速度比值；diameter-ratio—直径比；PICA—小脑下后动脉

通常，收缩期的血流频谱上升减慢呈狭窄后模式时，提示为起始部狭窄的血流频谱。另外，当收缩期的血流频谱上升幅度及舒张末期的血流速度均正常，而血流频谱形态异常时，怀疑锁骨下动脉盗血综合征，要检查锁骨下动脉及头臂干来确认（图1-40）。

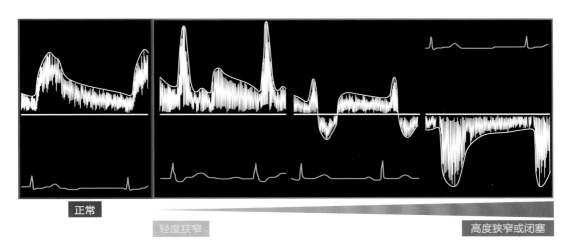

正常　　　轻度狭窄　　　高度狭窄或闭塞

图1-40　根据椎动脉血流频谱推测锁骨下动脉狭窄

六、代表性疾病与典型声像图表现

（一）锁骨下动脉盗血综合征

锁骨下动脉在分出椎动脉之前狭窄或闭塞时，由于要保证上肢的血流供应，患侧椎动脉的血流逆行进入锁骨下动脉时称为锁骨下动脉盗血现象（图1-41）。同时伴有上肢运动时手部麻木、头晕、复视等椎基底动脉的神经症状时称为锁骨下动脉盗血综合征。实际上脑缺血症状发生的频率并不多，由于解剖学的关系以左侧多见，右侧椎动脉也有发生。在检查时，应对狭窄或者闭塞的位置（与椎动脉起始部的关系）、狭窄的程度、对肱动脉血流的影响程度做出评估。

难以显示部位的检查技巧

锁骨下动脉狭窄

锁骨下动脉盗血的表现随锁骨下动脉的狭窄程度及相应的逆流程度的不同而不同。椎动脉的血流频谱在收缩期可见瞬间反向血流时，考虑为轻度的狭窄。随着反向血流的程度增加，狭窄的程度加重。当完全是反向血流时，就怀疑为闭塞或重度狭窄（图1-40）。轻度狭窄时有时不易判断，这时，如果压迫患侧的肱动脉反向血流减少，解除压迫后反向血流增加，根据由此发生的频谱变化即可判断。

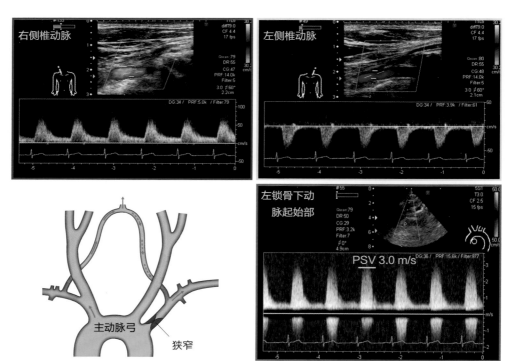

图1-41　锁骨下动脉盗血现象

PSV—收缩期最大血流速度

（二）大动脉炎

　　大动脉炎是指原因不明的非特异性慢性血管炎症，可引起主动脉及其分支（头臂干、锁骨下动脉、颈总动脉、肾动脉、髂总动脉）、肺动脉的闭塞或狭窄。典型的临床症状是左右脉搏强弱不等，伴有锁骨下动脉狭窄时可出现锁骨下动脉盗血综合征的表现。全身表现有发热、疲倦、体重减轻，少数可见关节痛和肌肉痛。另外，双上肢动脉压差增大（大于15 mmHg）是重要的临床表现。

　　特征性的超声表现为内中膜全周性或对称性增厚，呈通心面征（Macaroni sign）（图1-42）。另外，多数病例可见锁骨下动脉盗血现象。颈动脉超声检查怀疑大动脉炎时，需要做心脏超声检查，判断有无主动脉瓣关闭不全，并确认有无主动脉的其他主要分支病变（图1-43）[19, 20]。

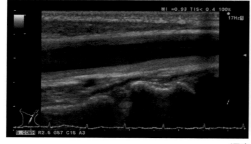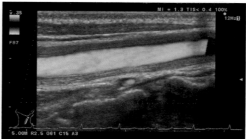

通心面征

图1-42　颈总动脉大动脉炎

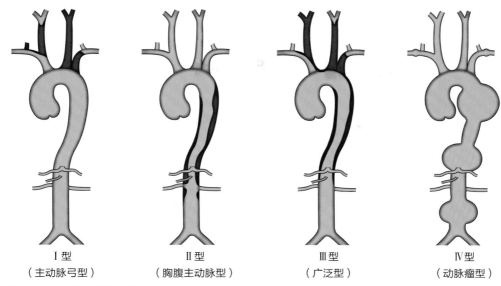

Ⅰ型
（主动脉弓型）

Ⅱ型
（胸腹主动脉型）

Ⅲ型
（广泛型）

Ⅳ型
（动脉瘤型）

图1-43　大动脉炎的分类

（三）动脉夹层（主动脉夹层、创伤、颈动脉夹层）

引起颈动脉夹层的病因有胸主动脉夹层向颈动脉延伸、创伤、原发的特发性颈动脉夹层[5]。血管腔内可见剥离的内膜（flap）、真腔及假腔结构、内膜分离伴有附壁血栓等是确诊的必要条件（图1-44）。有夹层时要观察真腔内的血流情况、假腔内有无血流及血栓、颈动脉远心端有无再进入的血流信号。

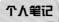

夹层的进展范围

主动脉夹层分离腔的延伸超过颈动脉分叉处的情况比较少见。一般来说，颈动脉原发的夹层多发生在分叉处远心端的1～2 cm处，这可能与动脉粥样硬化多发生在颈动脉分叉处有关。

假性动脉夹层

有时颈总动脉腔内可探及假膜样回声，这是与颈总动脉的外膜面反射体相邻的颈内静脉壁产生的镜面反射。

利用彩色多普勒及M型超声可有效鉴别。通常，在动脉夹层中，真腔较假腔的血流速度快，2个腔内的血流图像不相同。而在假性动脉夹层中，真腔和假腔的血流图像相同，可见假膜样回声与血管壁的运动同步（图1-45）。这时改变观察血管的诊断距离对诊断也有帮助。

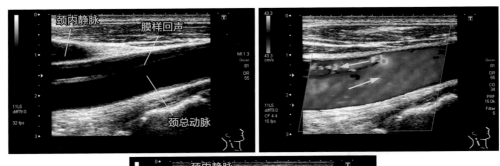

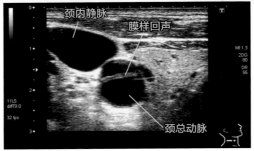

图1-44　颈动脉夹层

箭头表示血流方向

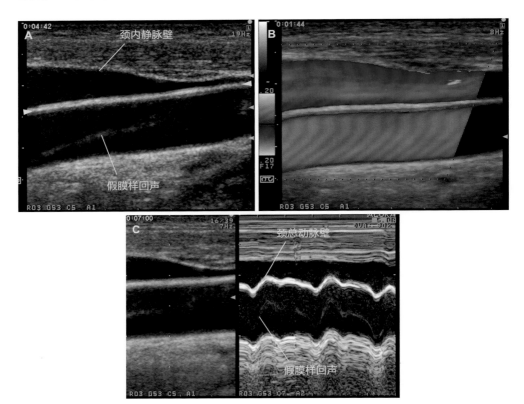

图1-45　假膜样回声

A. 颈总动脉腔内可见假膜样回声，这是与颈总动脉的外膜面（箭头）反射体相邻的颈内静脉壁产生的镜面反射

B. 彩色多普勒超声显示颈总动脉内均匀的血流信号，可排除主动脉夹层

C. M型超声可显示假膜样回声与动脉壁的运动同步

（四）颈动脉狭窄

由动脉粥样硬化引起的颈动脉狭窄，尤其是重度狭窄，是诱发脑梗死的重要危险因素，要考虑进行血管内治疗和外科的重建手术。前文所述利用超声检查斑块的性质（回声强度、表面性状、均匀性、活动性）和病变的长度，以及血管径的测量都非常重要。另外，狭窄的诊断方法包括根据血管径测量狭窄率、面积狭窄率和多普勒法推测狭窄率。

严重钙化病变狭窄率的判断

血管前壁的病变伴有钙化时，由于声影的影响不能评估狭窄程度。这样的病例，需要根据钙化病灶前后的血流速度频谱来判断狭窄程度。血流速度频谱表现为高速波形时，可判断狭窄率较高（图1-46）。另外，颈内动脉病变时测量加速度时间（AT），计算出病变前后AT值的比值，比值大于2.0时NASCET法提示70%以上的重度狭窄。

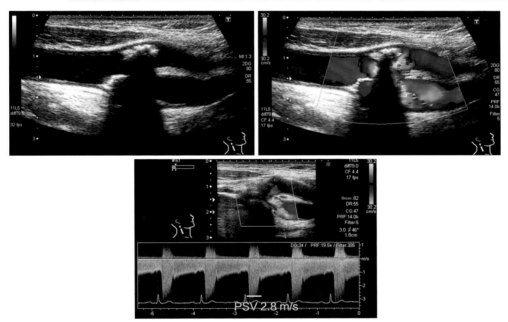

图1-46 严重钙化病变
当血管前壁的病变伴有钙化时，由于声影的影响不能显示血管内部病变；使用脉冲多普勒测量收缩期最大血流速度（PSV）为2.8 m/s，可以判断为血管狭窄

（五）脑栓塞

脑栓塞是指从心脏等处游离的血栓引起脑血管突然堵塞，导致脑血管供血不足、脑组织发生坏死的疾病，常常在颈内动脉至颈总动脉可以看到血栓（图1-47）。血栓与斑块的特性明显不同，血栓表现为均匀的低回声。另外，血栓伴有搏动，在近心端可观察到模糊的回声。在早期溶栓治疗的病例中，血栓可完全消失，因此有必要仔细检查。

发病后

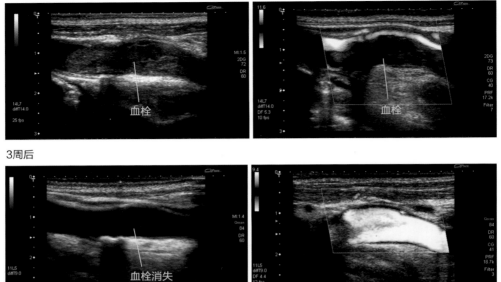

血栓　　　　　　　　血栓

3周后

血栓消失

图1-47　急性期脑梗死病例

七、临床常用治疗方法及评估

　　有的颈动脉狭窄病例适合采取内科治疗，有的则需要血管重建，即需要行颈动脉支架置入术（carotid artery stenting，CAS）或颈动脉内膜剥脱术（carotid end arterectomy，CEA）。在脑卒中治疗指南中，推荐狭窄率在70%以上的有症状表现的重度狭窄患者及狭窄率在60%以上的无症状的重度狭窄患者使用颈动脉内膜剥脱术，有颈动脉内膜剥脱术危险因素的病例最好使用颈动脉支架置入术[21]。另外，脑栓塞时溶栓的治疗效果明显，发病后的早期（3~6小时）治疗十分重要。

　　一般以NASCET法的狭窄率为标准，但实际上利用超声测量颈内动脉远心端的管径非常困难，通常只作为参考。因此，超声检查除了根据血管径测量狭窄率、面积狭窄率以外，根据血流速度推测狭窄率对诊断狭窄也非常重要。

（一）颈动脉内膜剥脱术的评估

　　术前评估病变的位置高度非常重要。在高位狭窄性病变中，血管的剥脱及颈内动脉远心端部位的血流中断比较困难。通常，术后评估是采用B超及彩色多普勒超声来观察血管腔内的血流信号。尤其是要把术前所见的镶嵌状血流信号消失的图像记录下来。用脉冲多普勒测量最大血流速度流速是否恢复正常。术后远期，治疗部位的远心端及近心端有可能发生再狭窄，因此复查时有必要扩大检查的范围。

（二）颈动脉支架置入术的评估

术前评估斑块的性质（回声强度、表面性状、均匀性、活动性）非常重要。病变的长度及血管径的测量对于扩张球囊及支架大小的选择有重要作用。使用超声波评估斑块性质时，显示斑块为低回声时，提示不稳定斑块的可能性较大，术中发生栓塞的危险性增大。另外，斑块合并附壁血栓或斑块体积较大的病例被认为是高危人群。在严重钙化的病例中，有扩张不充分或支架不易通过的可能性。

也有术后立即出现支架内斑块突出或亚急性血栓形成的情况，这要求术后尽早进行超声检查（图1-48）。观察支架内腔时，为了显示清晰，需要调整仪器的条件以放大图像，这点非常重要（图1-49）。再狭窄的诊断主要是通过观察支架内腔的形态、内腔的管径和血流速度的测量来评价。支架置入术后的血流速度，有报道当收缩期最大血流速度大于3.0 m/s时狭窄率在70%以上，收缩期最大血流速度大于1.75 m/s时狭窄率在50%以上[22]。

术前

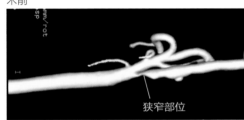

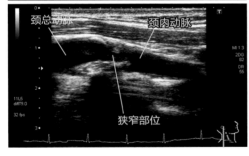
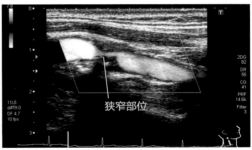

术后3天

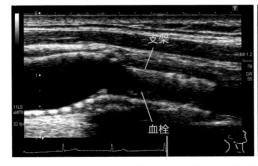
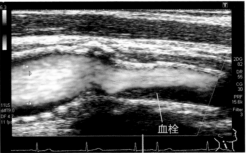

图1-48　治疗颈内动脉狭窄的颈动脉支架置入术

术后30天

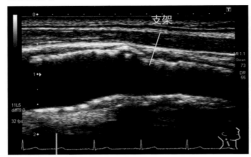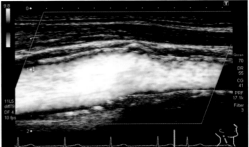

图1-48（续）

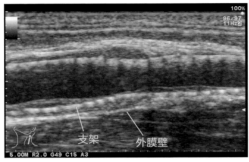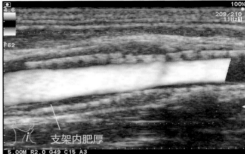

图1-49　支架置入术后和支架内肥厚

要点提示

支架的测量位置及测量指标

以下是本院支架的测量位置及测量指标（图1-50）。

测量位置：在A（支架的近心端）、B（最大狭窄部的附近）、C（支架的远心端）处测量。

测量指标：最大血流速度；管径狭窄率 = $\left[(A-A')/A \times 100\% \right]$

注意：

- 有斑块及内膜增厚的情况，要增加病变部位的测量；
- 管径的测量使用B超；
- 血管径不是支架的径，应测量外膜间距离及内腔径；
- 有内膜增厚时，测量从支架表面到增厚的内膜表面的最大值。

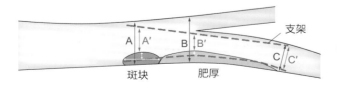

图1-50　支架部位的测量

参考文献

[1]   坂井建雄，他，総編集．人体の正常構造と機能II，循環器．日本医事新報社；2000．

[2]   尾崎俊也．頸动脉，血管診療技師認定機構・血管無侵襲診断法研究会，編．血管無侵襲診断テキスト．南江堂；2007．p.114–23．

[3]   日本超音波医学会．超音波による頸动脉病变の標準的評価法，Jpn J Med Ultrasonics. 2008; 35(2): 502–18.

[4]   寺島　茂，久保田義則．頸部动脉，血管超音波テキスト．超音波検査技術．2005; 30(62): 25–56.

[5]   日本脳神経超音波学会，栓子検出と治療学会合同ガイドライン作成委員会．頸部血管超音波検査ガイドライン．Neurosonology. 2006; 19: 50–69.

[6]   O'leary DH, Polak JF, Kronmal RA, et al. Carotid-artery intima and media thickness as a risk factor for myocardial infarction and stroke in older adults. N Engl J Med. 1999; 340: 14–22.

[7]   山崎義光 代表幹事，尾崎俊也 編集．「早期动脉硬化研究会」ホームページ．http//www. imt-ca.com.

[8]   Handa N, Matsumoto M, Maeda H, et al. Ultrasonic evaluation of early carotid atherosclerosis. Stroke. 1990; 21: 1567–72.

[9]   de Bray MJ, Baud JM, Dauzat M. Consensus concerning the morphology and the risk of carotid plaques. Cerebroavsc Dis. 1997; 7: 289–96.

[10]   Barnett HJM, Taylor DW, EliaziwM, et al. Benefit of carotid endarterectomy in patients with symptomatic moderate or severe stenosis. N Engl J Med. 1998; 339: 1415–25.

[11]   North American Symptomatic Carotid Endarterectomy Trial (NASCET) Streeing Committee. North American Symptomatic Carotid Endarterectomy Trial: methods, patient characteristics, and progress. Stroke. 1991; 22: 711–20.

[12]   Rothwell PM, Gutnikov SA, Warlow CP, et al. Reanalysis of the fainal results of European Carotid Surgery Trial. Stroke 2003; 34: 514–23.

[13]   Wang TJ, Nam B-H, Wilson PWF, et al. Association of C-reactive protein with carotid atherosclerosis in men and women ： The Framingham Heart Study. Arterioscler Thromb Vasc Biol. 2005; 22: 1662–7.

[14]   Koga M, Kimura K, Minematsu K, et al. Diagnosis of internal artery stenosis greater than70% with power Doppler duplex sonography. Am J Neuroradiol. 2001; 22: 413–7.

[15]   Fujishiro K, Yoshimura S. Haemodynamic changes in carotid blood flow with age. jikeikai Med J. 1982; 29: 125–38.

[16]   藤代健太郎．標準化基準値．古幡博．編著．コンパクト超音波αシリーズ頸动脉エコー；ベクトルコア．2004. p.46–71.

[17]   Yasaka M, Omae T, Tsuchiya T, Yamaguchi T. Ultrasonic evaluation of the site of carotid axis occlusion in patients with acute cardioembolic stroke. Stroke. 1992; 23: 420–2.

[18]   Saito K, et al. Vertebral artery occlusion in duplex color-coded ultrasonography.Stroke. 2004；35：1068–72.

[19]   佐藤　洋．大动脉．血管超音波テキスト，日本超音波検査学会，編．2005; 127–58.

[20]   松尾　汎：大动脉瘤・大动脉解離の臨床と病理．由谷親夫，松尾　汎，編．医学書院；1994. p.2–8.

[21]   篠原幸人，他編．脳卒中治療ガイドライン2009．2009.

[22]   Setacci C, et al. Grading carotid intrastent restenosis: a 6-year follow-up study. Stroke. 2008; 39(4): 1189–96.

第二章

主动脉超声

一、主动脉的解剖

（一）胸主动脉的解剖

　　主动脉是从心脏向全身泵出动脉血的主干血管。由左心室泵出的血液通过主动脉瓣进入升主动脉（图2-1）。在胸主动脉的起始部分出左、右冠状动脉营养心肌。升主动脉在肺动脉干的后方向右上方走行，呈弓状转向后方移行为主动脉弓。通常，主动脉弓有头臂干、左颈总动脉和左锁骨下动脉3个主要分支，以保证头部和上肢的血流。主动脉弓的分支常常发生变异，可见左颈总动脉、左锁骨下动脉由头臂干分出，也可见左颈总动脉由头臂干分出，还可见左侧椎动脉由主动脉弓分出的病例。主动脉弓分出左锁骨下动脉后，在背面下行为降主动脉并移行为腹主动脉。降主动脉分出肋间动脉和支气管动脉。

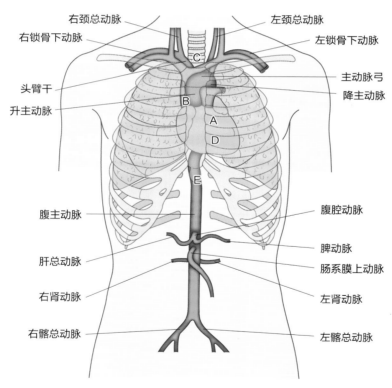

图2-1　主动脉的解剖与体表检查方法

A. 胸骨左缘检查（显示升主动脉近心端）

B. 胸骨右缘检查（显示升主动脉中段）

C. 胸骨上窝检查（显示主动脉弓及其分支）

D. 胸骨左缘检查（显示降主动脉）

E. 腹壁检查（显示腹主动脉及腹部分支血管）

（二）腹主动脉的解剖

降主动脉在膈肌的后方通过主动脉裂孔后移行为腹主动脉。在穿过膈肌大约10 cm处有4个主要分支，为腹腔动脉、肠系膜上动脉及左、右肾动脉，为肝、肾、脾、胰腺及胃肠道提供血液供应。然后，分出腰动脉及肠系膜下动脉等分支后，在第4腰椎高度（脐部附近）分为左、右髂总动脉。通常，自升主动脉、主动脉弓、降主动脉、腹主动脉至远心端管径逐渐变细（图2-1）。

二、超声实际操作方法

（一）超声仪器与探头的选择

由于在检查主动脉时也有必要检查心脏及周围动脉，所以要使用可检查心脏、腹部及周围血管的通用机。在胸部选择2.5 MHz ~ 3.5 MHz扇型探头，腹部主要使用3.5 MHz ~ 5.0 MHz凸阵型探头。在胸骨上窝检查主动脉弓、降主动脉时可使用微型扇型探头[1]。另外，由于在胸部有胸骨、肋骨、肺等较多的超声波不易透过的组织，所以对于许多不能扫出良好图像的病例同时使用经食管超声心动图检查（transesophageal echocardiography，TEE）就非常必要[1, 2]。

（二）超声仪器条件的设定

把使用的仪器调节到最合适的条件。为了使血管腔内能清晰显示，断层法的灰阶设定为55 dB，帧频推荐为30帧/秒以上，彩色多普勒的流速范围设定在50 cm/s。

（三）检查前准备

经胸的胸部检查无须进行特殊准备。另外，如果经腹的检查仅仅是为了测量主动脉瘤体径线，也无须进行特殊准备，但在需要比较精细的检查时最好空腹。当患者有便秘、腹胀或肠管气体影响较大时，检查前有必要使用泻药。

（四）检查体位

主动脉超声检查的体位可以是仰卧位、左侧卧位或右侧卧位。为了在检查中方便操作，变换体位也很重要。

（五）症状体征的获得

在超声检查前尽可能多地获得有意义的信息对于诊断非常重要[3]。

1. 确认患者症状

主动脉疾病有各种各样的临床症状，要尽量详细地听取患者描述。症状表现为突发的剧烈的疼痛（多数情况下被描述为撕裂样疼痛）应怀疑主动脉夹层动脉瘤。主动脉瘤发生持续性及进行性加重的疼痛多为瘤体将要破裂的征兆。在大动脉炎的活动期，可有发热、疲倦无力、食欲不振、体重减轻等全身症状。出现双下肢发冷、麻木、间歇性跛行等缺血性症状要考虑Leriche综合征。此外，还要了解有无动脉硬化的危险因素（高血压、高脂血症、糖尿病、吸烟等），了解既往有无主动脉疾病、心脏疾病及肾脏疾病也是非常重要的。

2. 视诊

完全暴露腹部，整体观察。腹壁局部可见包块样隆起并伴有搏动，怀疑动脉瘤。观察有无创伤及手术伤口，预先确认探头可接触的位置、范围。另外，检查部位有伤口时，检查前最好使用超声波容易透过的胶布保护创伤部位。

3. 触摸动脉搏动

将手掌平放在腹部，自膈肌的下方开始轻轻用力按压腹部，并慢慢向下方移动（图2-2）。通常，小腿稍微屈曲可消除在小腿伸直的状态下腹部产生的抵抗力。

除外肥胖的病例，可在腹主动脉瘤患者腹部触及搏动性包块。但是，在消瘦的患者及主动脉走行迂曲的病例中，即使没有动脉瘤也能触及明显的搏动。如果有丰富的诊断经验，触诊时可大概估计动脉瘤的大小，这时要考虑腹壁的厚度。另外，触诊时也必须要注意检查者手的温度。

4. 有无血管杂音

在超声检查前先进行血管杂音的听诊，能增加狭窄性病变的检出率。尤其是对于透声性差的病例也能有所帮助。在腹部听血管杂音时，要稍稍用力按压听诊器。在听到杂音时，要考虑狭窄、动静脉瘘、假性动脉瘤等，在听诊时有时也能分辨出来。但是，要注意，有多处狭窄或闭塞时可能会听不到杂音。

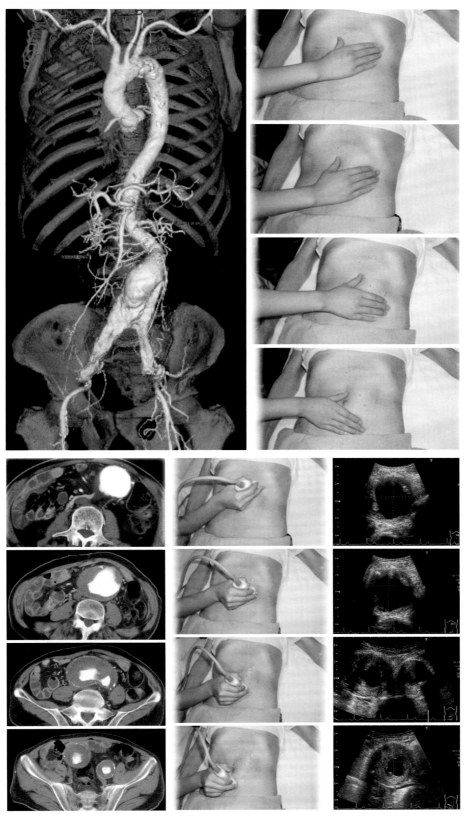

图2-2 通过触诊判断血管的走行及检查方法

三、超声扫查方法与正常图像

（一）升主动脉（近心端）的扫查→胸骨左缘扫查

患者左侧卧位在胸骨左缘从高位肋间靠近胸骨处检查。在心脏超声的左心室长轴切面向上一个肋间，顺时针方向旋转探头，靠近胸骨扫查即可扫出。为了较清楚地显示血管壁，要稍微调整探头的位置及方向。在不能清楚地显示血管壁时，可以让患者再向左侧倾斜，并把探头进一步贴近胸骨，嘱患者呼气后屏住气时进行扫查并记录（图2-3）。

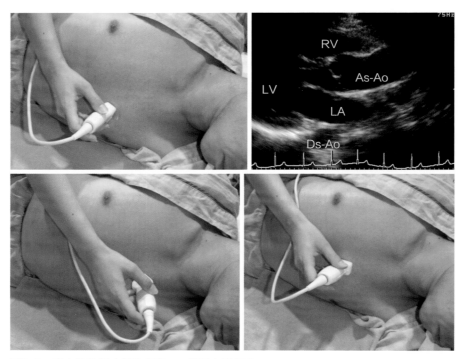

图2-3　升主动脉近心端的扫查——胸骨左缘扫查
LA—左心房；LV—左心室；RV—右心室；As-Ao—升主动脉；Ds-Ao—降主动脉

（二）升主动脉中段的扫查→胸骨右缘扫查

患者右侧卧位，在胸骨右缘第2肋间处检查。探头的方向与胸骨平行，逆时针旋转20°可扫出长轴图像。由于升主动脉扩张时血管可由正中线向右侧凸出，所以无须变化体位亦可容易显示，并可观察内部情况（图2-4）。

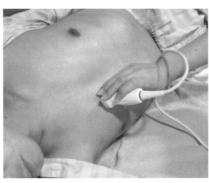
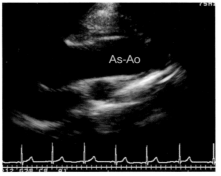

图2-4　升主动脉中段的扫查——胸骨右缘扫查

As-Ao—升主动脉

（三）主动脉弓的扫查→胸骨上窝扫查

胸骨上窝处扫查时，患者通常采取仰卧位，仅仅抬高下颌有时会出现因声窗太小而不能显示主动脉弓的情况。这时把枕头移到肩胛骨处使头部背屈，然后面部由正中慢慢转向右侧，此时声窗增大，容易得到清晰的切面。探头侧面的标志朝向左肩，对着胸壁朝向心脏一侧倾斜约60°可得到长轴图像（图2-5）。但是，需要特别注意的是，头部背屈的检查方法有时可引起患者不适。

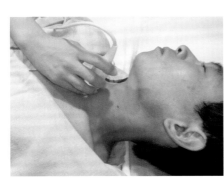
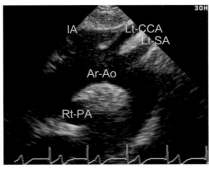

图2-5　主动脉弓的扫查——胸骨上窝扫查

Ar-Ao—主动脉弓；IA—头臂干；Lt-CCA—左颈动脉；Lt-SA—左锁骨下动脉；

Rt-PA—右肺动脉

（四）降主动脉的扫查→胸骨旁左缘扫查

患者左侧卧位，探头置于胸骨左缘第3～4肋间，在左心房的后方可显示降主动脉长轴及短轴图像（图2-6）。如果图像不清楚，可稍微调整探头位置。由于这个部位距离胸壁较远（位于深部），可将探头频率降低，加深聚焦深度，这点也非常重要。

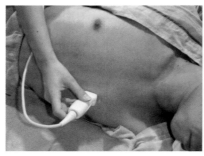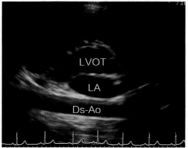

图2-6 降主动脉的扫查—胸骨旁左缘检查

LA—左心房；Ds-Ao—降主动脉；LVOT—左室流出道

（五）腹主动脉的扫查→腹壁扫查

患者采取仰卧位，最好是双手置于胸前或身体两侧，双膝稍稍屈曲使腹部放松。将探头放在患者剑突下，可显示腹主动脉短轴。通常，可观察到直径约2 cm的搏动血管。右侧毗邻下腔静脉，两者很容易区别。在剑突下不能显示腹主动脉时，可使用彩色多普勒自剑突下正中线慢慢向下扫查，血流显像就可以较容易地显示血管。

腹主动脉的第一个分支血管是腹腔动脉，其下方有肠系膜上动脉分出。有时两者不易鉴别，腹腔动脉可见分为肝总动脉和脾动脉，而肠系膜上动脉向下方走行。左、右肾动脉的短轴可在肠系膜上动脉分支后显示出来。由于左、右肾动脉同时由腹主动脉的侧壁分出，长轴图像不能显示。腹主动脉的末端在脐部下方分为左、右髂总动脉（图2-7）[4]。

显示不良病例的对策

在进行腹腔及盆腔内较深部位检查时，可以使用探头加压的方法，这时被检的血管位置变浅，图像质量提高。在腹式呼吸深吸气后屏住气时进行检查也可得到质量好的图像。另外，也可使用空间复合成像（spatial compound imaging，SCI）和自适应图像处理（adaptive image processing，AIP）等提高图像质量的技术（图2-8）。

由于消化道气体的干扰显示不清时，探头应适当加压，以清除主动脉前方的消化道内的气体（图2-9）。但是，如果触及较强的搏动怀疑主动脉瘤时，要考虑到瘤体破裂的可能性则禁止用力按压探头。另外，改变体位也是一个有效的手段。如果所有方法都不能显示，最好另外约时间进行检查。

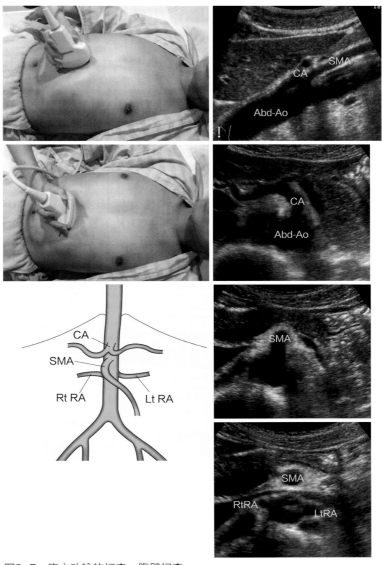

图2-7 腹主动脉的扫查—腹壁扫查

Abd-Ao—腹主动脉；CA—腹腔动脉；SMA—肠系膜上动脉；Rt RA—右肾动脉；Lt RA—左肾动脉

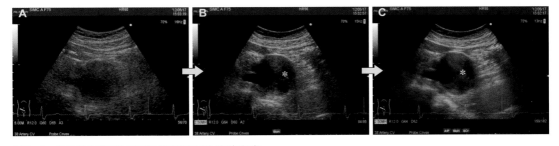

图2-8 使用提高图像质量功能改善图像的清晰度

A. 普通图像：髂内动脉瘤的显示非常不清晰，容易漏诊

B. 谐波图像：可以明确髂内动脉瘤的存在

C. 谐波、SCI、AIP图像：整个瘤体可清晰显示，也可确定瘤体内部的血栓性状（*表示血栓）

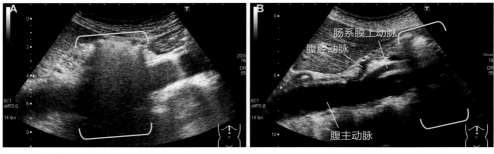

图2-9 干扰

A. 由于胃内气体的干扰，一部分腹主动脉不能显示

B. 改变体位，改变检查部位及方向，声影移动后，腹主动脉及其分支显示清晰

四、超声观察及评估方法

为了快速、准确地诊断主动脉疾病，熟悉各个疾病的观察要点、高效率地进行检查非常重要。表2-1列出了代表性疾病的检查要点。

当病变范围波及广泛时，检查范围就不应该局限于胸部及腹部的主动脉，要扩大到心脏及上下肢动脉。

表 2-1　代表性疾病的主要观察及评估指标

主动脉瘤	夹层动脉瘤	大动脉炎
病变部位（胸部、腹部、胸腹部） 大小 瘤体的形状（囊状、纺锤状） 瘤壁的结构（真性、假性、夹层） 瘤内部状态 瘤周围状态（有无破裂等并发症）	有无膜样回声及其范围 真腔与假腔的状态 入口与再入口的位置及大小 分支血管的状态 血管径	有无狭窄、闭塞或扩张等病变 • 升主动脉的病变（纺锤状扩张） • 主动脉弓与分支血管的病变 • 颈动脉病变 • 腹主动脉与分支血管的病变
主动脉缩窄症	Manfan 综合征	Leriche 综合征
显示狭窄部 狭窄部的最大血流速度测量 狭窄部血管径的测量 腹主动脉的血流频谱形态（有无合并主动脉瓣、二尖瓣病变，有无合并动脉导管未闭、室间隔缺损等）	有无主动脉瘤 升主动脉梨状扩张 有无主动脉瓣环的扩张 有无主动脉瓣关闭不全 有无主动脉夹层 有无二尖瓣脱垂及关闭不全	确定腹主动脉的血流 确定腹主动脉分支的血流 确定再通的位置

（一）血管径

动脉管径的测量，以日本超声波医学会制定的《超声波测量主动脉及周围动脉病变的评判标准（方案）》[1]为标准进行测量（图2-10）。

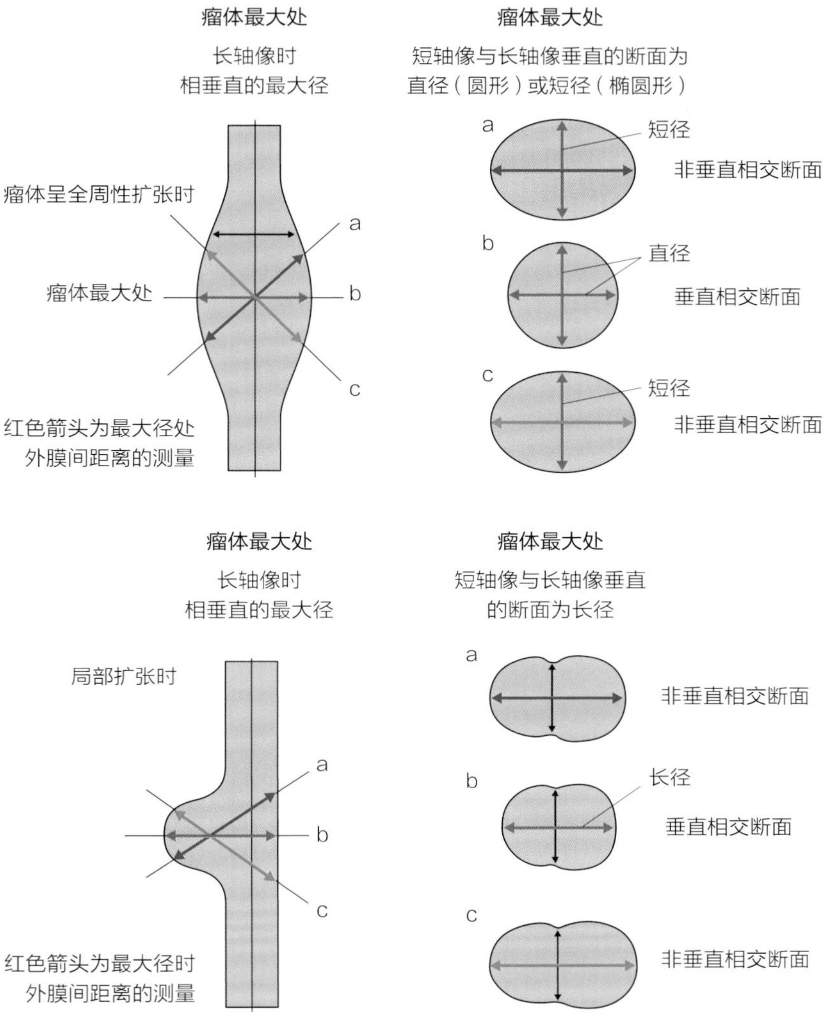

瘤体最大处
长轴像时
相垂直的最大径

瘤体最大处
短轴像与长轴像垂直的断面为
直径（圆形）或短径（椭圆形）

瘤体呈全周性扩张时

瘤体最大处

红色箭头为最大径处
外膜间距离的测量

a

b

c

a 短径
非垂直相交断面

b 直径
垂直相交断面

c 短径
非垂直相交断面

瘤体最大处
长轴像时
相垂直的最大径

瘤体最大处
短轴像与长轴像垂直
的断面为长径

局部扩张时

a

b

c

红色箭头为最大径时
外膜间距离的测量

a 非垂直相交断面

b 长径
垂直相交断面

c 非垂直相交断面

图2-10　瘤体大小的测量

　　判断狭窄和动脉瘤形成时，应在病变部位进行血管管径的测量。测量主动脉瘤体大小时，在长轴切面上显示瘤体最大部位的垂直相交处测量瘤体的最大径。另外，在短轴切面上显示瘤体最大部位处测量与长轴垂直相交断面的直径（圆形）及短径（椭圆形）。但是，局限性扩张的病例还需要测量长径。测量点选择在能够清晰显示血管高回声外膜的部位，在此处测量外膜间距离。测量的时相应该是动脉的最小径，也就是心脏的舒张末期：对应心电图的QRS波[1]。

　　动脉扩张是指动脉管径大于同部位动脉管径的1.5倍（表2-2）[1,5,6]。"主动脉壁的一部分全周或局部呈扩张的状态"称为主动脉瘤，主动脉全程整体扩张称为主动脉扩张症（aortomegaly），升主动脉根部扩张称为主动脉瓣环扩张症（annulo-aortic ectasia）[2]。

表 2-2　主动脉管径

	正常	扩张	瘤
胸主动脉	30 mm 以内	35 mm 以上	45 mm 以上
腹主动脉	22 mm 以内	25 mm 以上	30 mm 以上

（二）血管的形态

主动脉瘤根据形态分为纺锤状型（fusiform type）和囊状型（sacuular type）。由于它们的手术方式不同，所以这2个类型的鉴别非常重要[7,8]。

纺锤状型的主动脉瘤约占腹主动脉瘤的90%以上[6]，形状不一定都对称，实际上前壁比后壁隆起的情况要更多见。一般情况下，可以依据病变的局限性突出状态判断为囊状型。通常，纺锤状型动脉瘤需要根据血管径来做出判断，而囊状型动脉瘤则与血管径无关，形态明确时即可诊断。另外，在异型主动脉缩窄症中会出现血管径狭小的情况，这点也要掌握。

（三）血管壁的特征

一般来说，主动脉的动脉硬化大部分为粥样硬化，容易发生在动脉的分支处。在检查时，要重点检查主动脉与腹部血管分支的起始部。正常人的动脉壁回声均匀，内膜面光滑、分界清晰。在伴有动脉硬化时，血管壁会增厚且不规则。表现为高回声时，怀疑病变伴有钙化。另外，也可检出溃疡形成或有可动性的突入管腔的斑块。当血管呈瘤样扩张时，多数病例可观察到附壁血栓，这是可以引起栓塞的病变（图2-11）。

（四）血管内部及分支血管的状态

观察血管内部的异常结构及血流状态。尤其是血管内发现有活动性的线状结构时，应考虑是动脉壁分离形成的漂浮膜状物。此外，还要鉴别真腔与假腔，与分支血管相连的部分为主动脉的真腔（图2-12）。

可利用彩色多普勒超声确定血管腔内的血流信号。血流信号不能检出时，怀疑血管闭塞；血流束变窄时，怀疑血管狭窄。可利用脉冲多普勒及连续波多普勒测量最大血流速度。另外，当腹主动脉的血流频谱出现舒张期反向血流信号时，怀疑主动脉瓣重度关闭不全；当腹主动脉的血流频谱表现为狭窄后模式频谱形态时，怀疑主动脉瓣狭窄，有必要做近心端的检查。

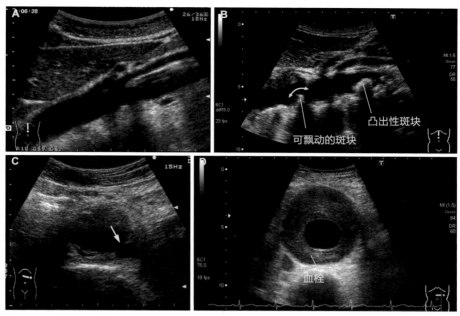

图2-11 血管壁的特征

A. 正常

B. 腹主动脉壁不规则地增厚，可见高回声粥样硬化病变。其中一部分可漂动

C. 穿透性主动脉溃疡（penetrating atherosclerotic ulcer，PAU）：可见向肥厚的血管壁外突出的小凹陷样病变（箭头）

D. 腹主动脉扩张，内可见血栓

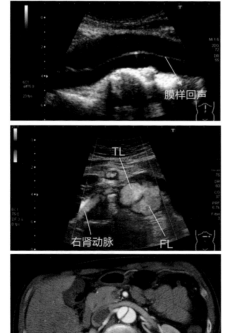

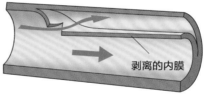

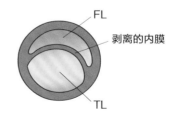

图2-12 主动脉夹层

动脉壁分为内膜、中膜、外膜3层。动脉壁的内膜与中膜之间沿纵向向两端分离，形成的双腔状态（偶尔有三腔）称为动脉夹层。

主动脉夹层的诊断依据是血管管腔内出现膜样回声。在双腔结构中，原本的管腔为真腔（true lumen，TL），内中膜分离形成的管腔为假腔（false lumen，FL）

漩涡状血流

在主动脉瘤内可见不同方向的血流信号，有时可见双腔结构（图2-13）。乍一看，会误认为这是主动脉夹层的真腔和假腔。这个图像表示主动脉瘤内的血流呈涡流状态。通常采用二维断层法检查有无动脉壁剥离形成的漂浮膜状物来与主动脉夹层做鉴别。

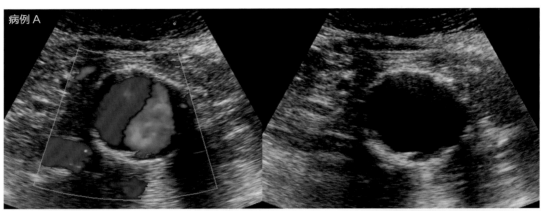

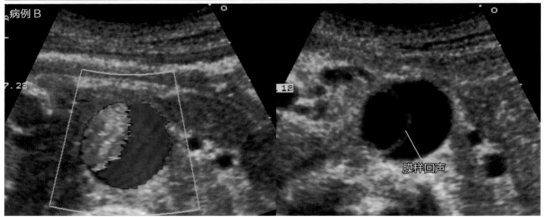

图2-13　漩涡状血流

在A、B病例中，彩色多普勒显示均呈红、蓝双色，怀疑主动脉夹层。在病例A中，二维图像未见膜样回声，判断为漩涡状血流。在病例B中，二维图像可见膜样回声，诊断为主动脉夹层

血流速度测量时的技巧与注意点

将取样容积设定为略小于测量部位的血管径，并调节多普勒声束方向尽量与需要检查的血管平行。为了能够得到稳定的血流频谱，检查时最好嘱咐被检者轻轻地吸气后屏住呼吸。流速范围及滤波器要根据血流速度进行调节，在检测到高速血流时改用连续波多普勒测量最大血流速度。

（五）主动脉周围的观察

动脉检查的最后一个检查要点是要观察动脉周围及动脉与脏器的关系。主动脉扩张时，可见到扩张的动脉压迫周围脏器及动脉周围形成血肿的情况。因此，平时养成大范围观察的习惯是非常重要的。

个人笔记

胡桃夹现象（nutcracker phenomenon）

胡桃夹现象是指由于左肾静脉夹在腹主动脉与肠系膜上动脉之间，导致左肾静脉内压力增高，引起左肾出血的现象。主要的临床症状除显微镜下血尿外，还常常伴有左侧腹痛、左侧腰疼。常见于较瘦的年轻人。

超声检查时，可见肠系膜上动脉从腹主动脉呈锐角分出，腹主动脉与肠系膜上动脉的起始部之间的距离在4mm以下，从而压迫左肾静脉。如果左肾静脉的远心端扩张则胡桃夹现象存在的可能性就更大（图2-14）。

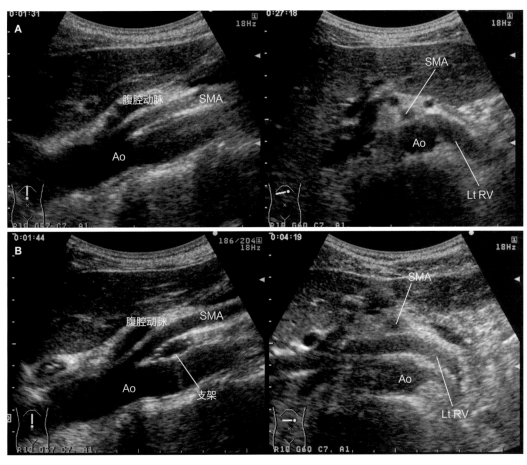

图2-14　胡桃夹现象

A. 治疗前：肠系膜上动脉（SMA）呈锐角由腹主动脉（Ao）分出；左肾静脉（Lt RV）远心端扩张，近心端由于腹主动脉及肠系膜上动脉的压迫未能显示

B. 治疗后：在腹主动脉与肠系膜上动脉之间的左肾静脉内行支架置入术后，管腔通畅

五、代表性疾病与典型声像图表现

（一）主动脉夹层

主动脉夹层（aortic dissection）是指主动脉壁的内膜损伤导致内、中膜之间两层分离，并沿动脉走行有一定长度的双腔状态（图2-12）[2]。内膜与中膜分离的长度至少在1~2 cm以上。

关于本病的分类，其中有根据夹层发生的部位及病变的范围分类的经典的DeBakey分类法[9]，也有与夹层发生的部位无关但根据病变扩展范围分类的Stanford分类法（A、B型）（图2-15）[10]。另外，还有根据假腔内的血流状态分为假腔开放型、假腔闭塞型、溃疡样变（ulcer-like projection，ULP）型3类的分类法。通常，如果是在腹部发现主动脉夹层，多考虑为由胸部扩展而来，当然也有单独发生的情况。

超声检查的评估要点

- 有无膜样回声。
- 内膜剥离的范围与分支血管的关系。
- 真腔与假腔的状态。
- 入口与再入口的位置及大小。
- 血管径。

1. 膜样回声

主动脉夹层的诊断依据是血管管腔内可见膜样回声（即剥离的内膜），以及内膜与中膜之间分离形成的双腔状态。在双腔结构中，原本的管腔为真腔（TL），内中膜分离形成的管腔为假腔（FL）。主动脉夹层有的比较局限，有的则进展范围较广，进展到主动脉分支的情况也比较常见。根据主动脉夹层的形态不同，有时分支血管的血液由假腔供给。鉴别分支血管连接的是主动脉的真腔还是假腔非常有必要。真腔与假腔的鉴别要点如图2-16与表2-3所示。

诊断要点

类似膜样回声的线状伪像

　　正常的升主动脉内有时可见类似膜样回声的线状伪像（linear artifacts）。这是主动脉壁与肺动脉壁引起的多重反射或者旁瓣效应所产生的伪像。利用M型超声及彩色多普勒超声可有效鉴别。通常，剥离的内膜随血液流动而飘动，而伪像则表现为与血管壁一致的活动。另外，在主动脉夹层中，真腔内血流速度大于假腔内的血流速度，2个腔内血流图像不一致，而伪像时则表现为一致的血流图像（图2-17）[11]。

（1）按病变的范围分类

Stanford 分类

根据病变有无累及升主动脉进行分类
（不考虑入口的位置位于何处）

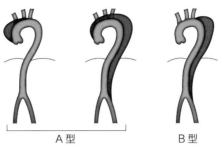

A 型　　　　　　　　B 型

DeBakey 分类

根据夹层发生部位及
病变范围进行分类

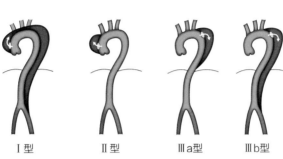

Ⅰ 型　　　　Ⅱ 型　　　Ⅲa型　　　Ⅲb型

（2）按假腔内的血流状态分类

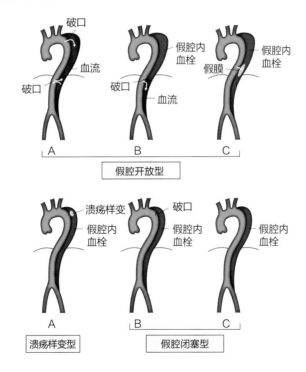

（3）按发病时期分类

急性期：发病2周以内（发病48小时以内为超急性期）

慢性期：发病2周之后

图2-15　主动脉夹层的分类

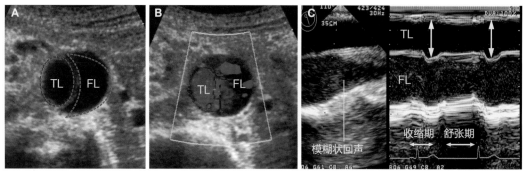

图2-16 真腔及假腔的鉴别

A. 真腔（TL）呈椭圆形，假腔（FL）多为新月状。真腔比假腔小

B. 真腔的血流速度较快，血流信号多可清晰显示

C. 真腔在收缩期增大，假腔内多呈模糊样回声

表2-3 真腔与假腔鉴别要点

	真腔	假腔
形状	半圆形或椭圆形	新月状
大小	较小	较大
收缩早期内径	增大	缩小
血流	明确	不明确
模糊样回声	少（较弱）	多（较强）

注：请注意在任何时候都有例外。

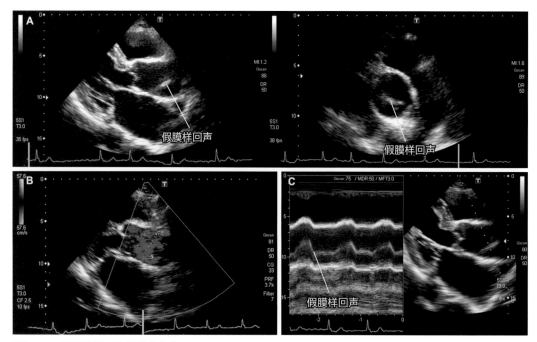

图2-17 类似膜样回声的线状伪像

A. 升主动脉内可见类似膜样回声的线状伪像

B. 彩色多普勒显示两个腔内的血流信号相同

C. M型超声显示假膜样回声与血管壁的运动同步

2. 入口与再入口

在剥脱内膜上可以有1至数个裂痕或破口。真腔与假腔的相交通部位，近心端称为入口（entry，由真腔进入假腔的入口），远心端称为再入口（re-entry，由假腔进入真腔的再入口）（图2-18）。

在超声波穿透性良好时，可以通过体表超声检查发现入口。但是，这个诊断的敏感性较低，因此有必要进行胸部的经食管超声心电图检查。应用彩色多普勒对剥离内膜的整个范围进行观察，在收缩早期可见血流由真腔流入假腔的入口。但是，当再入口形成不佳时，则血流呈往返状态。

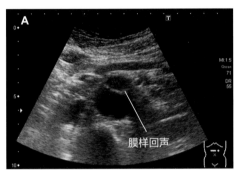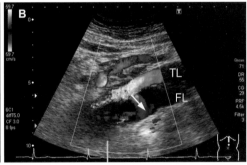

图2-18　主动脉夹层

A. 腹主动脉内可见膜样回声，呈双腔结构

B. 彩色多普勒显示真腔（TL）被假腔（FL）压迫并变窄，其内呈镶嵌状血流信号。另外，在同一部位可见血液由真腔流入假腔的入口（箭头表示入口的血流方向）

个人笔记

假腔闭塞（血栓闭塞）型主动脉夹层

在与主动脉夹层同样伴有胸部、背部剧烈性疼痛的病例中，发病早期假腔内形成血栓，造成假腔闭塞者称为假腔闭塞（血栓闭塞）型主动脉夹层。预后非常好，通常采用内科治疗。

超声检查时必须要鉴别附壁血栓、动脉粥样硬化斑块及内膜增厚。通常，附壁血栓不是全周性而是偏心性的，血栓表面光滑，多数范围比较广泛。而动脉硬化病变时斑块表面凹凸不平。此外，也可从发病状况和临床所见来鉴别。

个人笔记

腹部局限性主动脉夹层

比起由胸部延续来的主动脉夹层，腹主动脉夹层单独发生的频率要低。好发于肾动脉分叉处远心端，假腔多位于腹主动脉的前壁侧。在有严重动脉硬化时，有的病例不易与假性动脉瘤及囊状动脉瘤鉴别。这时，要特别注意观察血管内膜与内腔面的连续性（图2-19）。

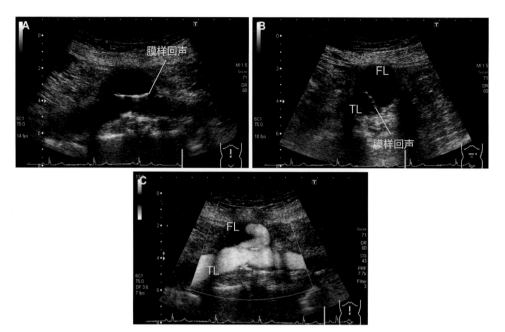

图2-19　腹部局限性主动脉夹层

B超图像显示腹主动脉局限性内膜剥离，可见膜样回声；彩色多普勒可以观察到真腔（TL）与假腔（FL）之间的通道，可见入口的血流信号

3. 有无并发症

主动脉夹层在多数病例中可发生危及生命的严重并发症，要求迅速做出诊断并及时治疗。在怀疑主动脉夹层时，要注意有无主动脉瓣反流、心包积液、左心室壁运动异常，并了解分支血管的状态。

（二）主动脉瘤

主动脉瘤是主动脉壁的局部全周性或部分性扩张[2]。常见分类如下。

在临床上：①根据动脉瘤壁的结构分为真性动脉瘤、假性动脉瘤、夹层动脉瘤；②根据动脉瘤的形态分为纺锤状动脉瘤、囊状动脉瘤；③根据病变部位分为胸主动脉瘤、腹主动脉瘤、胸腹动脉瘤，在腹部又分为肾动脉以上部分的腹主动脉上部动脉瘤、肾动脉以下部位的腹主动脉下部动脉瘤（图2-20）。

超声检查的评估要点

- 瘤体的位置与大小。
- 瘤体的形态及瘤壁的特征。
- 有无附壁血栓。
- 瘤体周围情况及有无并发症。

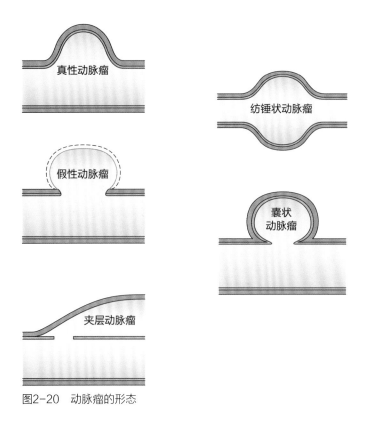

图2-20　动脉瘤的形态

1. 瘤体大小

主动脉管径的标准值为胸主动脉30～35 mm，腹主动脉20 mm。在胸主动脉和腹主动脉中，如果囊状、纺锤状的瘤径分别在45 mm和30 mm以上，则被认为是动脉瘤[1]。另外，胸主动脉瘤瘤径在60 mm以上、腹主动脉瘤瘤径在50 mm以上、髂动脉瘤瘤径在30 mm以上，或瘤径增大的速度达到0.5 cm/年时应该考虑手术治疗[1,2]。

2. 瘤体的位置

根据病变部位分为胸部、胸腹部和腹部。在胸部要观察瘤体与主动脉弓分支的位置关系，在腹部要观察瘤体与肾动脉的位置关系。在短轴图像上难以确定肾动脉起始部的位置时，要在长轴图像上根据肠系膜上动脉到瘤体的距离作为参考，从而判断瘤体位于肾动脉下部还是肾动脉上部。另外，腹主动脉瘤时常合并髂动脉瘤，因此扫查髂动脉范围也十分有必要（图2-21）。

诊断要点

诊断深度的调节

为了详细观察血管内部的状态，把图像放大后观察十分重要，但是，如果持续在同一诊断深度扫查则容易漏诊（图2-22）。因此，必须至少有一次将检查深度调节至可达到的最大深度来进行检查。养成注意扫查病变周围情况的习惯非常重要。

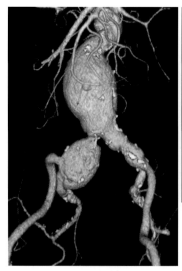

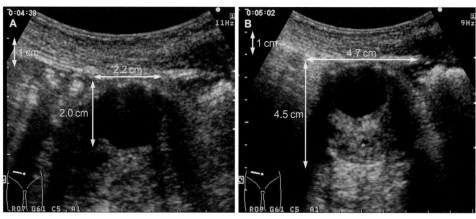

图2-21 腹主动脉瘤合并髂动脉瘤

图2-22 诊断深度的调节

A. 诊断深度为7 cm时观察的右侧髂动脉，显示动脉管径扩张，为2.0 cm×2.2 cm

B. 当诊断深度为9 cm时观察的右侧髂动脉，同一部位可见大小约4.5 cm×4.7 cm的动脉瘤。换句话说，在图A中回声均匀的附壁血栓被漏诊，同时血管径也测量错误（*表示血栓）

3. 瘤体形态与内部性状的评估

根据瘤体的形态可分为纺锤状型和囊状型，根据瘤壁的结构可分为真性动脉瘤、假性动脉瘤和夹层动脉瘤。腹部囊状型常见于假性动脉瘤，因此有必要与真性动脉瘤相鉴别。

诊断要点

囊状动脉瘤

腹主动脉全周性或向前后方扩张的病例，初学者也不会漏诊。但是，向主动脉侧方突出的囊状动脉瘤容易被漏诊，应特别注意（图2-23）。尤其是动脉走行明显迂曲的病例，瘤体向侧方突出的可能就更大。防止漏诊的对策：①结合主动脉的横断面、斜切面慢慢扫查；②要从多切面检查；③在长轴切面进一步确认。

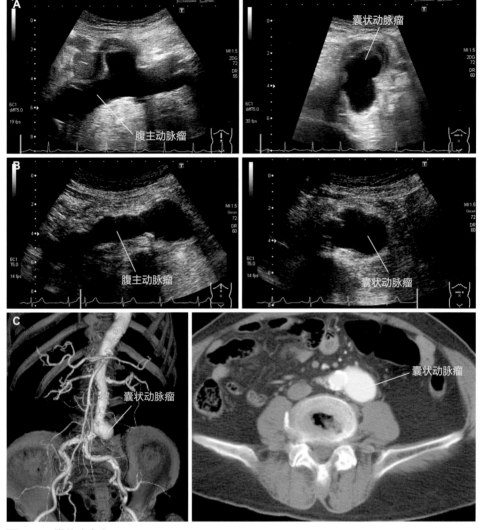

图2-23 囊状动脉瘤

A. 很容易发现向腹主动脉前方扩张的囊状动脉瘤

B. 向腹主动脉侧方突出的囊状动脉瘤会被认为是血管走行迂曲,从而导致漏诊

C. 为病例B的CT图像,确诊为向腹主动脉后侧方突出的囊状动脉瘤

个人笔记

溃疡样变与穿透性动脉溃疡

溃疡样变(ulcer-like projection,ULP)与穿透性动脉溃疡(penetrating atherosclerotic ulcer,PAU)没有明确区别的定义,了解两者之间的差异在实际操作中很有必要。一般来说,ULP是假腔闭塞型主动脉夹层在动脉造影时发现的溃疡样突出性病变的表现,由于是影像所见,其中包含各种病变(如裂口及分支的断裂部位、动脉硬化溃疡等)。而PAU通常是指主动脉的粥样硬化病灶发生溃疡穿透内膜达中膜以下[2]。把影像学所见的概念与组织学上的概念做区别是有必要的。

4. 瘤体周围的观察

在检查主动脉瘤时，除了要检查内部结构，还要观察主动脉瘤与主动脉周围脏器的关系。通常可见瘤体压迫周围脏器及动脉周围血肿形成的情况（图2-24）。平时就养成扩大扫查范围的习惯，这点非常重要。

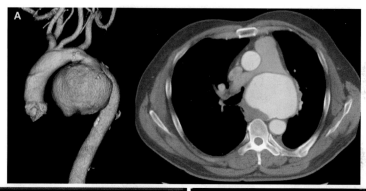

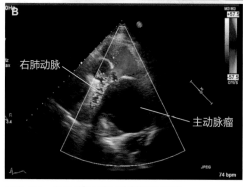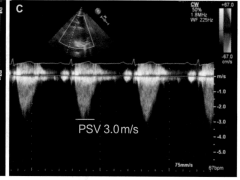

图2-24 主动脉瘤引起的肺动脉狭窄

A. 在CT中看到主动脉弓部明显扩大的囊状动脉瘤，肺动脉受压

B. 在声像图中右肺动脉被主动脉瘤压迫，可见镶嵌状血流信号

C. 连续波多普勒测得收缩期最大血流速度（PSV）为3.0 m/s，诊断为肺动脉狭窄

要点提示

主动脉瘤引起意外的症状

胸部及腹部的主动脉瘤大多数情况下无明显症状，常在无意中发现。但是，随着瘤体增大可以出现声音嘶哑、吞咽困难、呼吸困难等一系列症状。主动脉瘤瘤体较大时，需要根据食管、支气管、肺动脉、上腔静脉等部位出现的压迫症状及血流异常等临床表现慎重做出诊断。有时，由于腹主动脉瘤与下腔静脉形成动静脉瘘，会引起患者下肢肿胀。在检查时也要养成留意观察患者全身情况的习惯。

5. 主动脉瘤破裂的诊断

主动脉瘤破裂的超声波诊断，在检出假性动脉瘤的破裂孔及有血流喷出时可以直接做出诊断（图2-25）。但是，在实际检查中多数是根据主动脉周围流出的血液形成血肿做出间接诊断。升主动脉瘤破裂时在心脏周围、主动脉弓部动脉瘤破裂时在纵隔内、降主动脉瘤破裂时在胸腔内可见液体潴留的图像。另外，在腹部血管周围的血肿应与动脉瘤内附壁血栓及大动脉炎时的主动脉壁增厚相鉴别（图2-26）。

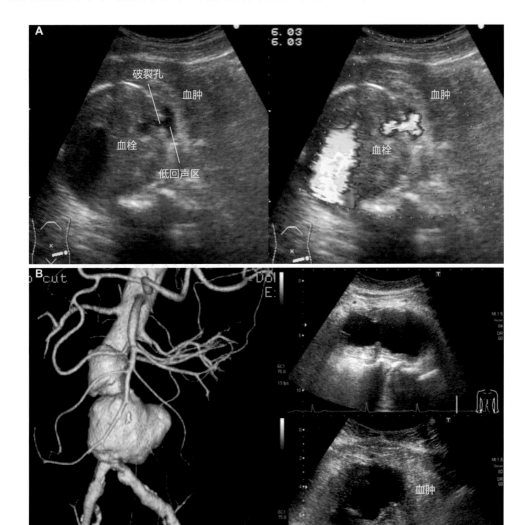

图2-25　腹主动脉瘤破裂

A. 通过直接发现诊断：可见合并血栓的主动脉瘤的左前方有血肿覆盖的小袋状低回声区。彩色多普勒可见通过破裂孔处的血流信号

B. 通过间接所见诊断：主动脉瘤的左前方至侧方可见血肿

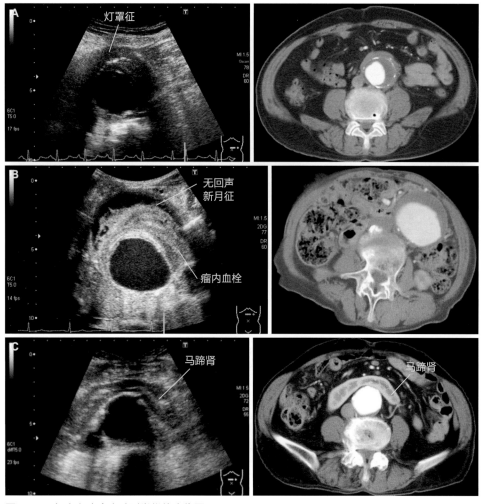

图2-26　与腹主动脉瘤破裂类似的声像图

A. 炎性腹主动脉瘤：可见瘤体的前侧方大范围的低回声区（灯罩征）

B. 腹主动脉瘤（伴有"无回声新月征"）：瘤体内部血栓一部分液化

C. 腹主动脉瘤（伴有"马蹄肾"）：在腹主动脉瘤的前方，与左右肾实质的一部分融合

个人笔记

炎性腹主动脉瘤

　　发病率约占腹主动脉瘤的5%，主动脉壁表现为原因不明的炎症细胞浸润并伴有重度的纤维性增厚[12]。这个显著的肥厚中也包含输尿管及肠管等周围组织在其中交织粘连，此时，可伴有肾积水及肠梗阻。普通的腹主动脉瘤患者大多无明显临床症状，而炎性腹主动脉瘤患者大多有腹痛、背痛或侧腹部痛等症状。

　　典型的声像图表现为主动脉壁的前方及侧方有重度肥厚的炎症区域。表现为均匀的低回声，被称为"灯罩征"，这是诊断本病的主要依据（图2-27）。但是，附壁血栓及主动脉瘤破裂的情况下通常也有类似的表现，需要特别注意。在诊断"灯罩征"时，要扩大检查范围，同时要注意观察有无肾积水和肠梗阻。

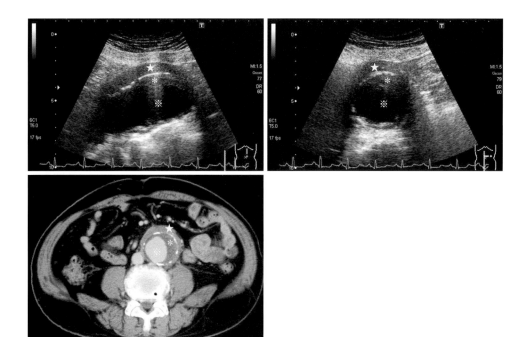

图2-27　炎性腹主动脉瘤

主动脉壁的前方及侧方有炎症的区域表现为动脉壁明显增厚。这个均匀的低回声图像称为"灯罩征"（★处），是诊断这个疾病的重要依据（✱为血栓、※为血管内腔）

个人笔记

腹部内脏分支的动脉瘤（肾动脉瘤请参考肾动脉章节）

　　与腹主动脉瘤相比，腹部内脏分支的动脉瘤较少见。其中发病率较高的是脾动脉瘤，约占全部病例的6%。其次为肝动脉瘤（约占2%），而肠系膜上动脉瘤、腹腔动脉瘤及肠系膜下动脉瘤等较少见[12]。各个部位的动脉瘤发生破裂的概率不同，但在破裂前大多无明显症状这点是相同的。

　　超声检查时应首先确定腹部分支血管的走行，再检查有无扩张的血管。另外，在肝及脾的周围经常可见囊肿样回声，常常有误诊的情况。在检查时同时使用彩色多普勒超声及能量多普勒超声可轻易地辨别出血管（图2-28）。

诊断要点

腹主动脉瘤内血栓与动脉夹层类似的图像

　　腹主动脉内的血栓形状各种各样，有时表现为与动脉夹层类似的回声（图2-29）。在腹主动脉瘤壁与附壁血栓之间形成的月牙状无回声区域被称为"无回声新月征"，这个区域为浆液与血液混在一起的液体储存的地方，据报道，该混合液体是由附壁血栓的一部分溶解而形成[13]。利用彩色多普勒超声可以有效地与动脉夹层鉴别，在新月状无回声区内没有检测到血流信号则可以断定不是动脉夹层。

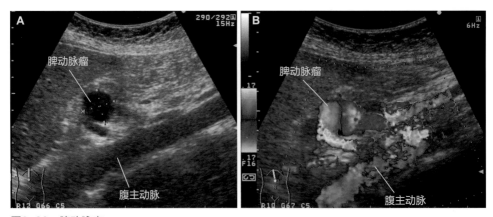

图2-28 脾动脉瘤

A. 腹主动脉前方可见一直径约为2.0cm的低回声区

B. 彩色多普勒显示脾动脉呈瘤样扩张

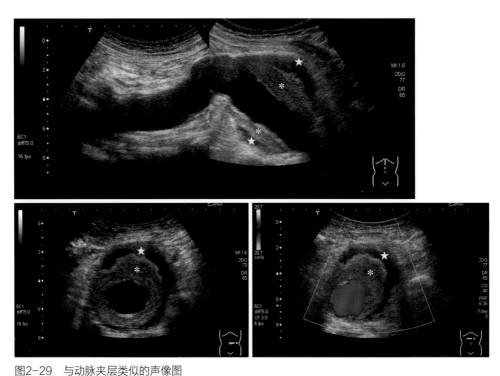

图2-29 与动脉夹层类似的声像图

主动脉瘤壁与附壁血栓（＊处）之间形成无回声区（★处）。彩色多普勒超声在无回声区内未显示血流信号，可以判断为假性主动脉夹层所见。无回声区被称为"无回声新月征"

（三）主动脉炎综合征（大动脉炎）

本病是主动脉及其分支发生狭窄、闭塞，或者表现为扩张的综合征，包含各种各样的血管病变（图2-30）。

有许多狭窄及闭塞的病变仅使用B超检查难以做出判断，有必要同时使用多普勒法评估血流情况。在狭窄部位，彩色多普勒血流信号变细，连续波多普勒可检测到高速血流信号。此时，超声波声束入射时应尽量与血管平行。另外，在怀疑主动脉弓分支动脉病变时，评估椎动脉的血流有助于病变的诊断。

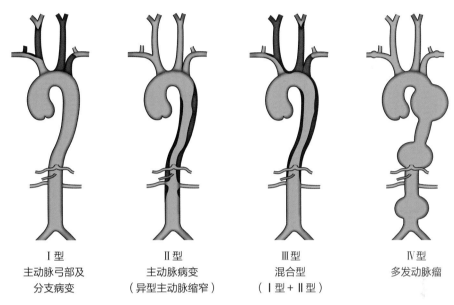

Ⅰ型
主动脉弓部及
分支病变

Ⅱ型
主动脉病变
（异型主动脉缩窄）

Ⅲ型
混合型
（Ⅰ型＋Ⅱ型）

Ⅳ型
多发动脉瘤

图2-30　大动脉炎的临床分型

个人笔记

主动脉炎综合征（大动脉炎）

大动脉炎是发生在主动脉及其分支动脉、冠状动脉、肺动脉的大血管炎症。在日本大多被称为主动脉炎综合征，在欧美被称为大动脉炎[14]。

诊断要点如下。

- 年轻女性有发热和疲倦感。
- 脉搏、血压左右不一致。
- 有无血管杂音。
- 有无心脏杂音，尤其是与主动脉瓣关闭不全有关的杂音。
- 有无头部缺血症状。

（四）主动脉粥样硬化

主动脉粥样硬化是脑和末梢动脉栓塞的重要危险因素。在腹部，腹主动脉可以充分显示，而在胸部有必要同时使用经食管超声心电图检查。根据病变的进展程度，可见血管壁增厚、不光滑、钙化、溃疡形成、隆起性斑块等，其中，发生在主动脉弓部的不稳定性斑块是引起栓塞性病变的常见原因。

以主动脉分支处和腹部主要的分支血管的起始部为重点进行检查（图2-31）。观察血管壁的性质和管腔内的状态，有无狭窄及闭塞，掌握病变的程度及范围。通常，在最大血流速度超过2.0 m/s时，要考虑主要分支血管有狭窄发生，肠系膜上动脉的最大血流速度超过2.75 m/s时，狭窄率超过70%[15]。

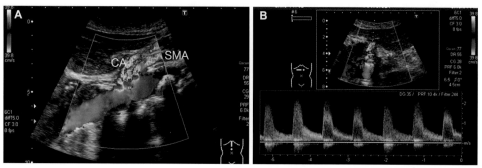

图2-31　腹部分支动脉狭窄

A. 腹腔动脉（CA）、肠系膜上动脉（SMA）内可见镶嵌状血流信号

B. CA的血流速度超过了2 m/s

（五）异型主动脉缩窄症

发生在胸、腹主动脉及其主要分支的闭塞性疾病被称为异型主动脉缩窄症，在大动脉炎的分类中被分为第Ⅱ型（图2-32）。在本病中可听到血管杂音，几乎全部病例都有上肢的血压高于下肢血压的特点。另外，有较大比例的病例合并有肾动脉狭窄。在选择治疗方案时必须进行动脉造影。

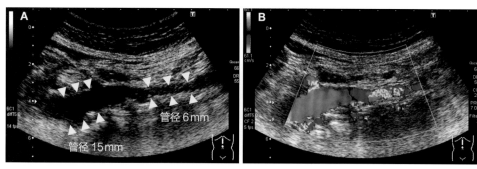

图2-32　异型主动脉缩窄症

A. 腹主动脉在发出肠系膜上动脉分支后，出现缩窄

B. 彩色多普勒表现为镶嵌状血流信号

超声检查时，在胸骨上窝扫查主动脉弓部至降主动脉，经腹壁扫查腹主动脉，从而得到血流图像。当彩色多普勒超声表现为镶嵌状血流信号，怀疑血管内腔狭窄时就要测量动脉的最大血流速度。主动脉缩窄的部位随狭窄病变的进展，狭窄程度慢慢增加，有的病例缩窄部位的远心端及近心端的主动脉可呈瘤样扩张（图2-33）。

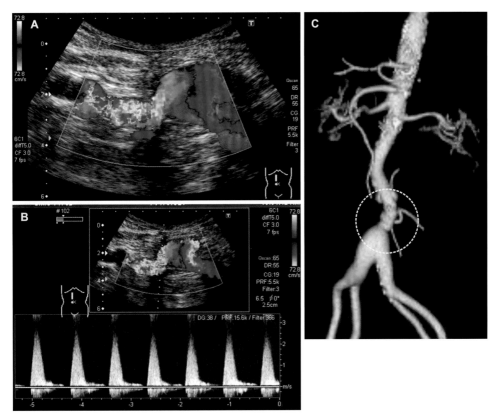

图2-33 异型主动脉缩窄症

A. 腹主动脉内检出镶嵌状血流信号

B和C. 脉冲多普勒测得血流速度为2.5m/s，可判断为有意义的狭窄。狭窄的远心端呈瘤样扩张，与3D-CT的表现相同

主动脉缩窄症（图2-34）

如果无法直接识别目标血管及怀疑的病变部位，就需要掌握一种间接方法来诊断。例如，在主动脉缩窄症中，在主动脉弓部检出高速血流就可以诊断，但是，通常该区域病变部位显示不清，并不能做出准确的诊断。这时，可以通过腹主动脉的血流频谱形态来推测是否存在病变。主动脉缩窄症时表现为收缩期最大血流速度减低，以及加速度时间延长、伴有血流减速度迟缓的舒张期正向血流频谱。另外，临床检查所见的上肢高血压、上下肢存在血压差、下肢动脉搏动触诊不良等特征可作为参考。

（六）Leriche综合征

Leriche综合征是指从腹主动脉的远心端到双侧髂动脉邻近部位由闭塞引起的症状的总称。在病理组织学上分为动脉炎及血栓形成。比较年轻的患者主诉双下肢缺血症状时，应怀疑本病。

仅使用B超很难判断有无血管闭塞，因此有必要同时使用彩色多普勒超声。根据近心端的血流信号中断可以诊断血管闭塞，观察时，应把流速范围下调。另外，当主动脉周围的分支血管扩张，且可以明确地观察到血流信号时，考虑为侧支循环，要判断流入的部位。

在进行下肢动脉超声检查时，如果发现双侧股动脉的血流速度都减低，不仅仅要怀疑髂动脉闭塞，而且还有必要进行腹主动脉的检查（图2-35）。

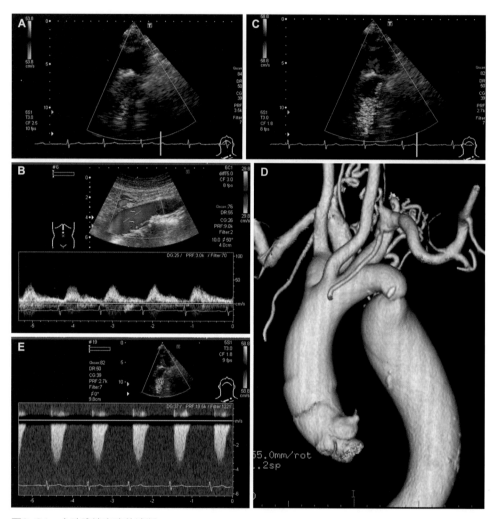

图2-34 主动脉缩窄症的诊断

A. 从主动脉弓至降主动脉未检测到明确的高速血流

B. 腹主动脉的血流频谱形态为：收缩期最大血流速度减低，以及加速度时间延长、伴有血流减速度迟缓的舒张期正向血流频谱。要怀疑主动脉缩窄症

C. 将彩色多普勒的频率降低，黑白与彩色的平衡调节为彩色优势后可见镶嵌状的高速血流信号

D. 3D-CT显示主动脉的缩窄及降主动脉的扩张

E. 连续波多普勒检出最大血流速度超过3m/s的狭窄血流信号

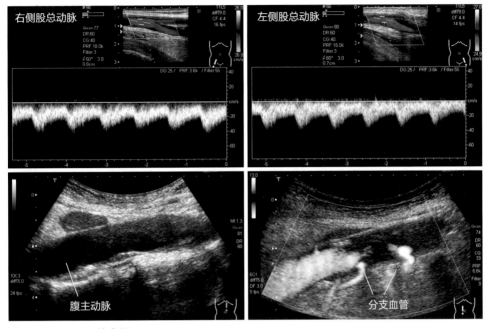

图2-35 Leriche综合征

双侧股动脉血流速度减低。腹主动脉中部起未见血流信号，考虑血管闭塞。主动脉周围的分支血管扩张，侧支循环丰富

六、临床常用治疗方法及评估

主动脉疾病的治疗方法，除了包括针对高血压的降压治疗及预防动脉硬化发展的内科治疗外，还包括外科治疗。这里主要介绍的是外科治疗方法。外科治疗方法包括人工血管置换术及内支架置入术（图2-36）。选择哪种治疗方法需要依据病变的位置、范围及形态，还要考虑患者的临床背景等。

（一）人工血管置换术后的评估

根据病变的位置、范围及其与分支血管的关系，实施手术的方式不同。进行术后检查时要充分了解手术的方式，以人工血管内部及周围为重点进行扫查。主要的术后评估指标如表2-4所示。通常，人工血管在声像图上表现为线状高回声，易于识别与鉴别[3]。

1. 人工血管内狭窄的评估

这是一个腹主动脉瘤实施"Y"字型人工血管置换术的病例（图2-37）。人工血管右肢的起始部屈曲，检测到狭窄的血流信号。

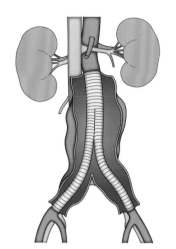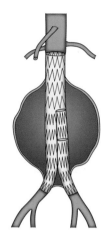

图2-36 "Y"字型人工血管置换术及内支架置入术

表 2-4 人工血管置换术后的观察要点

人工血管内部	人工血管周围	人工血管吻合部
确认有无血栓附着	确认有无血肿及无回声区	有无吻合部狭窄
血流的评估（有无狭窄、闭塞）	有无异常血流	有无假性动脉瘤

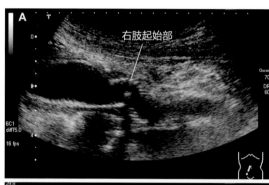

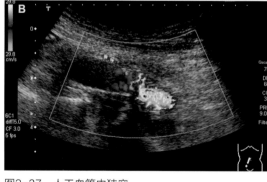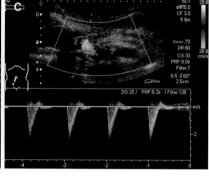

图2-37 人工血管内狭窄

A. "Y"字型人工血管的右肢起始部弯曲

B. 彩色多普勒观察到镶嵌状血流信号

C. 右肢起始部的血流速度为2 m/s，超过了狭窄的标准，所以判断为狭窄

2. 人工血管吻合部狭窄的评估

这是一个实施了"Y"字型人工血管置换术的病例（图2-38），远心端吻合部狭窄，彩色多普勒超声显示镶嵌状血流信号。连续波多普勒检测到3.5 m/s的高速血流，可以判断为狭窄。

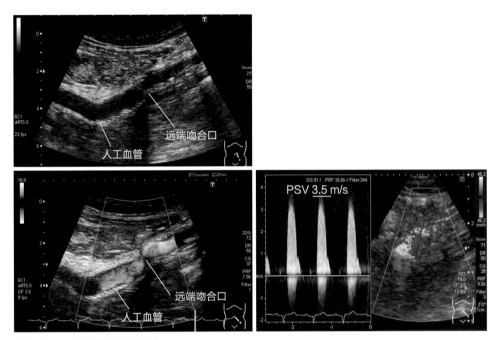

图2-38　人工血管吻合部狭窄

"Y"字型人工血管的左肢远端吻合口变窄，连续波多普勒测得3.5 m/s的高速血流并诊断为狭窄。

3. 吻合部假性动脉瘤的评估

这是一个腹主动脉瘤及髂动脉瘤实施了"Y"字型人工血管置换术的病例（图2-39）。在人工血管的远端吻合口周围，观察到包有血肿的囊状回声图像。流体动力学可检出与置入物相通的血流信号，因此诊断为假性动脉瘤。

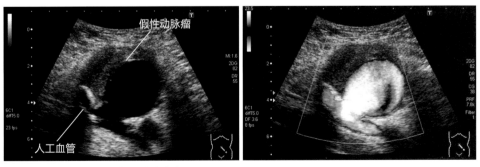

图2-39　人工血管吻合部假性动脉瘤

人工血管末梢端与髂动脉之间有一间隙，可以看到袋状回声，可检出由置入物内部漏出血流的动态血流信号

（二）内支架置入术后的评估

对于胸部和腹部的主动脉瘤或主动脉夹层，为了防止瘤体的扩大，应封闭入口，将内支架留置在主动脉内进行导管治疗。作为术后观察的要点，评估有无内漏及瘤体的大小非常重要。

内漏是指"在内支架外侧的主动脉瘤内，或接近主动脉内部有血流存在的状态"，为了区别于单纯的漏（向血管外漏出的血流）而称为内漏。

通常，没有内漏发生的情况下，瘤体与内支架之间的腔内血流被阻断，内部形成血栓，表现为瘤体缩小。一般来说，发生内漏的病例，动脉瘤增大及破裂的发生概率较大，远期治疗效果不佳。许多医院的内漏诊断以CT检查为主，但是在获取"从哪个部位开始""这个漏的程度"等详细的血流信息方面，超声检查更具有优越性[16,17,18]。根据发生的部位，内漏可分为4型（Ⅰ～Ⅳ型）（图2-40）。通常可以观察到Ⅰ型和Ⅲ型内漏的血流从内支架一侧流向瘤体内，Ⅱ型内漏的血流则是从血管壁一侧流向瘤体内。

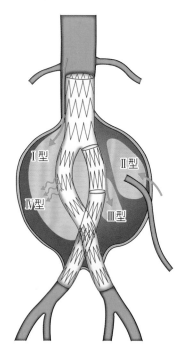

图2-40 内漏的分类

按照内漏的发生机制分为Ⅰ～Ⅳ型

Ⅰ型：由内支架与血管的结合部间隙发生的漏

Ⅱ型：由动脉瘤内的分支血管（腰动脉及肠系膜下动脉等）返回的血流

Ⅲ型：由内支架自身破损处、连接处发生的漏

Ⅳ型：由人工血管布渗透、流出的血液发生的漏

1. 内漏病例

这是一位内支架置入术后3天的患者（图2-41）。内支架周围的瘤体内部血栓形成，表现为均匀的等回声。在内支架的后侧方可见局限性无回声区。高分辨率的彩色多普勒超声显示，在局限性的无回声区内可见由瘤体外部流入的血流信号，诊断为Ⅱ型内漏。

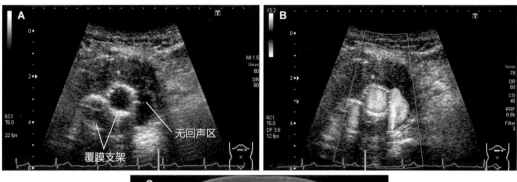

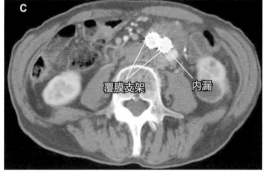

图2-41 内漏病例

A. 腹主动脉瘤内支架置入术后，覆膜支架周围的瘤体内可见均匀的等回声血栓样图像（＊处）和一片局限性无回声区

B. 高分辨率的彩色多普勒超声显示，在局限性的无回声区内可见由瘤体外部流入的血流信号，诊断为Ⅱ型内漏（箭头指示血流方向）

C. 造影CT检查确认在内支架后方有内漏

个人笔记 内漏

> 内漏是指"在内支架外侧的主动脉瘤内，或接近主动脉内部有血流存在的状态"，为了与单纯的漏（向血管外漏出的血流）做区别而被称为内漏。另外，内漏是向血管内漏（endovasucular leak）的意思，而不是向远心端漏（end leak），这一点要注意。

2. 内支架闭塞的评估

这是一个分叉型内支架置入术后，因右腿疼痛进行超声检查的病例（图2-42）。在断层图像中内支架右肢内部的回声水平比左肢内部升高。彩色多普勒超声在流速范围下调时显示，内支架右肢内未检测到血流信号，诊断为闭塞。血管造影检查确诊内支架右肢闭塞。

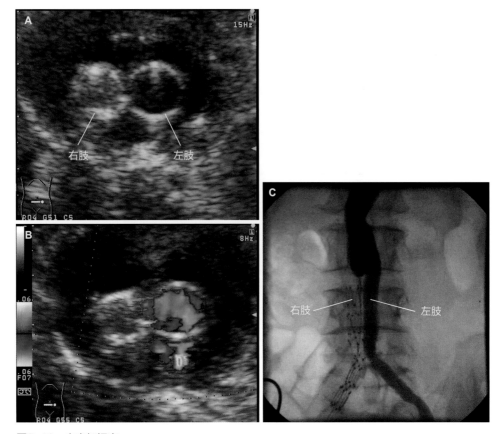

图2-42 内支架闭塞
A. 在断层图像中内支架右肢内部的回声水平比左肢内部升高
B. 彩色多普勒超声在流速范围下调时显示，右肢内未检测到血流信号，诊断为闭塞
C. 血管造影检查确诊内支架右肢闭塞

3. 内支架引起肾动脉狭窄的评估

这是一个直式内支架置入术后的病例（图2-43）。CT造影检查显示内支架与肾动脉贴近。彩色多普勒超声在右肾动脉起始部检测出狭窄的血流信号，脉冲多普勒超声检测到高速血流。

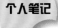

混合治疗

人工血管置换术与内支架置入术同时使用的治疗方法称为混合治疗法，通常用于胸腹主动脉瘤。混合治疗是一种在对为了确保附着区域必须闭塞的腹主动脉的主要分支实施了非解剖学路径的侧支血管再造后，留置内支架的方法。因此在腹部血管再造的病例中，由于数根人工血管置入走行非常复杂，导致区别各个血管非常困难。在观察时，运用彩色多普勒超声，在横断面由主动脉缝合处向末梢的缝合处根据血流方向——检查血管比较容易分别。

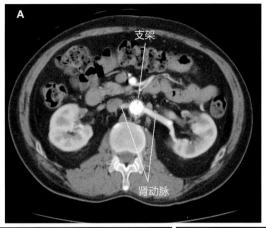

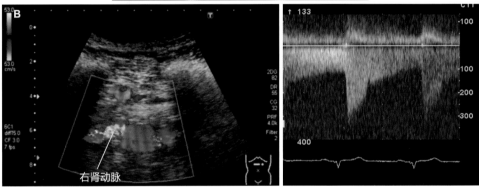

图2-43 内支架引起肾动脉狭窄

A. CT造影检查显示内支架与肾动脉贴近

B. 彩色多普勒超声在右肾动脉起始部检出狭窄的血流信号，脉冲多普勒超声检测到最大血流速度 3.0 m/s

要点提示

内漏诊断的技巧

内支架置入术后内漏的诊断非常重要，能够正确地评估血流情况的超声检查具有非常高的应用价值。一般来说，"漏"需要用彩色多普勒超声进行诊断，但是，用彩色多普勒超声不能检出低流速的内漏，因此可以运用动态血流成像的断层法进行检查。将凸阵型探头的扫查幅度变窄、增加帧频以提高断层图像的分辨率，这时通过仔细观察瘤体内部血栓的性状比较容易诊断。另外，作为高精确度的能量多普勒超声以及指向性血流技术，与以往的彩色多普勒超声相比，具有高分辨率、高帧率，还可以显示低动力性血流，对内支架置入术后的微弱血流的评估有重要作用（图2-44）。

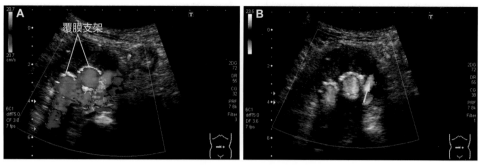

图2-44 内漏诊断

A. 彩色多普勒显示：由内支架外溢的伪像及血流较多，诊断内漏比较困难

B. 高分辨率能量多普勒：外溢的伪像及血流消失，可有效评估内支架置入术后的血流情况。本例可见支架后方的内漏（箭头指示内漏的血流方向）

要点提示

Ⅲ型与Ⅳ型内漏的区别

　　Ⅲ型与Ⅳ型内漏大多由置入的内支架的中部附近漏出，两者的区分比较困难。此时，首先要明确内支架的类型，再观察确定是支架的哪个吻合处发生了渗漏。Ⅳ型内漏在内支架置入术后多见，因为渗漏由人工血管布渗出，所以血流通常由多个部位渗出（图2-45）。

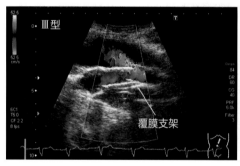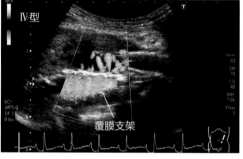

图2-45 Ⅲ型与Ⅳ型内漏

参考文献

[1] 松尾　汎，松村　誠，小田代啓太，他．超音波による大动脉・末梢动脉病变の標準的評価法（案）．超音波医学．2012; 39: 147–68.

[2] 髙本眞一，石丸　新，上田裕一，他．循環器病の診断と治療に関するガイドライン．大动脉瘤・大动脉解離診療ガイドライン（2011年改訂版）．http://www.j-circ.or.jp/guideline/pdf/JCS2011_takamoto_h.pdf

[3] 山本哲也，松村　誠．腹部大动脉，末梢动脉疾患と超音波検査の進め方・評価．超音波エキスパート9; 71–95，医歯薬出版；2009.

[4] 山本哲也，松村 誠：超音波 大动脉，血管検査マニュアル．Vascular Lab; 2005. p.213–9.

[5] 佐藤 洋．大动脉．血管超音波テキスト．日本超音波検査学会，編．2005; 127–58.

[6] 松尾 汎．大动脉瘤・大动脉解離の臨床と病理．由谷親夫，松尾 汎，編，医学書院；1994. p.2–8.

[7] 松村 誠．大动脉疾患．目でみる循環器病シリーズ7，心エコー図．メジカルビュー社；1993. 196–207.

[8] 松尾 汎．大动脉をどう見るか．別府慎太郎，編，心臓病プラクティス．文光堂：1994; 1: 148–61.

[9] DeBakey ME, Henly WS, Cooley DA, et al. Surgical management of dissecting aneurysms of the aorta. J Thorac Cardiovasc Surg. 1965; 49: 130–49.

[10] Daily PO, Trueblood HW, Stinson EB, et al. Management of acute aortic dissections. Ann Thorac Surg. 1970; 10: 237–47.

[11] 松村 誠．大动脉疾患に対する超音波検査．ICUとCCU．2003; 27（11）: 969–78.

[12] 稲田 潔．腹部大动脉瘤．血管疾患の臨床，稲田潔，松本興治，正木久男，編．金原出版；2002. 47–84.

[13] King PS, Cooperberg PL, Madigan SM. The anechoic crescent in abdominal aortic aneurysms: not a sign of dissection. AJR Am J Roentgenol. 1986; 146: 345–8.

[14] 血管炎症候群の診療ガイドライン．Circulation Journal. 2008; 72（Suppl. IV）: 1253–318.

[15] 佐藤 洋．腹部血管（动脉・門脉），血管診療テキスト．Vascular Lab; 2010. p.154–61.

[16] 山本哲也，松村 誠，許 俊鋭．大动脉Stent graft留置術後の血管エコーの有用性．超音波医学．2003; 30: 267.

[17] 山本哲也，松村 誠，加藤雅明．Stent graft留置術後の血管超音波検査によるendoleakの有無と动脉瘤径変化の検討．超音波検査技術．2005; 30: 7–13.

[18] 山本哲也，松村 誠，許 俊鋭，他．Stent graft留置術後の血管超音波検査による动脉瘤径変化の検討．超音波医学．2004; 31: 171.

第三章

肾动脉超声

一、与检查相关的解剖知识

（一）肾动脉的解剖

肾动脉位于距肠系膜上动脉分出后的远心端约1 cm处，由腹主动脉侧壁左右侧呈直角分出，管径3～5 mm。约70%的肾动脉左右各一，呈一对。由于发育过程中的变异，有20%～30%的患者可在一侧或双侧有2条以上的肾动脉。在附加的肾动脉中，通过肾门走行的称为副肾动脉，不通过肾门而直接进入肾实质的称为迷走肾动脉。右肾动脉的起始处稍高于左肾动脉，且比左肾动脉略长，分出后的肾动脉立即表现为向上、水平或向下等不同方向的走行变化，肾动脉的走行有各种不同。肾动脉的主干部在肾静脉的后方走行，右肾动脉在下腔静脉的后方横行流入肾脏（图3-1）。

（二）肾脏的解剖

肾脏是位于第11胸椎至第3腰椎的左右各一的成对脏器。正常肾脏的大小为：长径10～12 cm，横径5～6 cm，厚度4～5 cm，通常左肾略大于右肾。肾脏的形状为长椭圆形的蚕豆状，表面光滑。肾动脉进入肾门前在与肾盂相交处分为前支与后支，在肾门处分出约5支肾段动脉[1-3]。肾段动脉随后分出数支叶间动脉在肾椎体间走行，而后延续为弓状动脉和小叶间动脉（图3-2）。

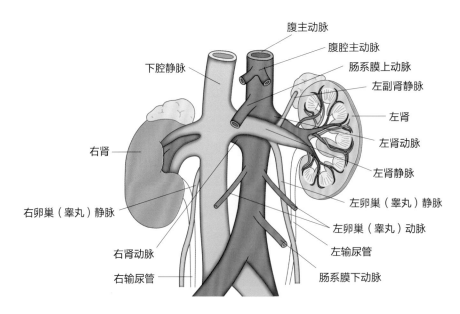

图3-1　肾动脉的位置关系

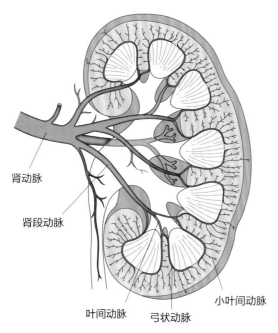

肾动脉

肾段动脉

叶间动脉　　　弓状动脉　　　小叶间动脉

图3-2　肾动脉的走行

二、超声实际操作方法

（一）超声仪器的选择

肾动脉检查可以使用心脏专用机、腹部专用机或全身通用机，配备凸阵型探头或扇型探头是必要的条件。

（二）超声探头的选择

检查时可以使用3 MHz ~ 6 MHz的凸阵型探头或2.5 MHz ~ 3.5 MHz的扇型探头，应根据不同的目的及状况选择使用。凸阵型探头观察的范围广，有利于掌握整体状况，彩色多普勒超声在显示肾实质内的较细的、血流速度低的血管方面有较高的价值[2]。通常，扇型探头由于频率较低对多普勒的敏感性较高，对于检查肥胖者以及观察深部的血流有优势。另外，扇型探头还有以下优点：探头体积较小，可操作性好，多普勒的入射角度比凸阵型探头小，可以使用连续波多普勒。

（三）检查体位

基本的检查体位是：肾动脉起始部的检查以仰卧位为主，肾实质内的血流观察以侧卧位为主。另外，检查时需要暴露腹部，需要准备浴巾等给予患者必要的关照。

（四）检查前准备

肾动脉入口处经常由于肠管气体的干扰显示不佳，所以为了减少肠道气体的影响使肾动脉容易显示，最好是空腹进行检查。另外，吸烟也容易导致肠道气体过多，检查前6小时应该禁止吸烟[2]。

要点提示

向患者说明

　　检查开始前有必要向患者说明检查的目的和必要性，取得患者的理解非常重要。检查过程中，嘱患者尽可能地放松腹部。另外，告知患者，当按压腹部有疼痛的感觉时，一定要及时告诉医师。

（五）超声仪器的调节方法

1. B超

在B超检查时，需要调整增益及动态范围至血管腔内呈近似无回声的状态。这时运用自适应图像处理（adaptive image processing，AIP）及边缘优化（edge optimizer），使小斑点减少，使血管壁及血管腔内的轮廓更加明确，也使图像的清晰度得到明显改善（图3-3）。另外，由于在观察范围比较宽时帧频较低，实时性也较低，所以应尽可能地调窄观察视野以提高图像质量。要使聚焦点对准检查部位，聚焦点过多时帧频会降低，这一点需要注意。

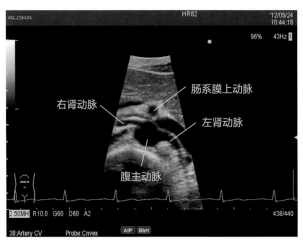

图3-3　B超的条件设定
要调整增益及动态范围至血管腔内呈近似无回声的状态。另外，运用AIP及边缘优化，使小斑点减少，使血管壁及血管腔内的轮廓更加明确，也使图像的清晰度得到明显改善

2. 彩色多普勒超声

在彩色与黑白均衡器的设定中，当设定为彩色优先时可以得到清晰的血流图像。观察血流时，流速范围设定为：肾动脉的起始部30～50 cm/s，肾实质内10～20 cm/s。但是，如果血流速度范围设定过低，则主要显示低速的肾静脉血流，而肾动脉的血流模糊不清。另外，帧频过低（实时性减低），可能无法获得连续的血流信号，导致病变漏诊的可能性增高，因此，帧频要调整至10帧以上。此时，可以通过将彩色的显示范围尽可能缩小来提高帧频（图3-4）。此外，为了除去噪声信号最好将滤波器设定在稍高水平（降低帧频）。

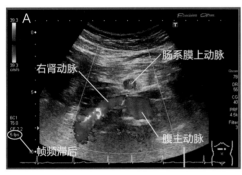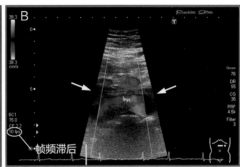

图3-4　彩色多普勒的条件设定

A. 由于观察的视野比较大，导致帧频过低

B. 将彩色的显示范围尽可能调窄，使帧频提高，从而保证图像质量

3. 脉冲多普勒与连续波多普勒超声

肾动脉血流速度的测量需要使用脉冲多普勒及连续波多普勒超声。通常，连续波多普勒超声可以检出高速血流信号，并且不需要角度校正（图3-5）。一般来说，脉冲多普勒需要进行角度校正，使用角度校正尽可能小的断面进行测量非常重要（图3-6）。血流速度测量时的校正角度不能超过60°。另外，在诊断报告中要注明血流速度是脉冲多普勒测量还是连续波多普勒测量；在脉冲多普勒测量血流速度时，如果校正角度较大也要记录校正角度。

要点提示

减小多普勒入射角度的技巧

- 尽可能地斜扫显示血管。
- 在画面的边缘进行测量。
- 没有狭窄时，选择在入射角度较小的位置测量。
- 使用扇型探头。
- 如有必要，可从背部进行测量。

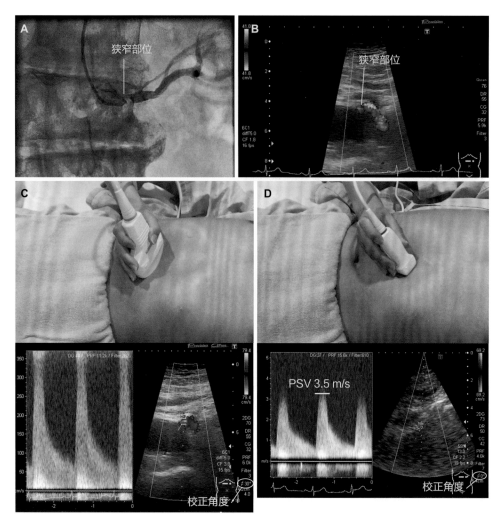

图3-5　脉冲多普勒与连续波多普勒超声

A. 血管造影的狭窄部位

B. 彩色多普勒超声观察的狭窄部位

C. 使用凸阵型探头的脉冲多普勒测量血流速度。测量时，设定角度校正较小的切面。本例的校正角度为30°

D. 使用扇型探头的连续波多普勒测量高速血流。测量时，设定血流方向与超声波声束方向一致的切面，可以提高灵敏度从而检出高速血流信号。本例的收缩期最大血流速度（PSV）为3.5 m/s

肾动脉狭窄的最大血流速度测量

　　在怀疑肾动脉狭窄的病例中，不能仅仅测量一次最大血流速度，应根据彩色多普勒的位置细微调整几个部位多次测量。狭窄部位的形状表现各异，血流方向也各不相同，即使脉冲多普勒的取样容积的位置及大小都合适，某些情况下依旧不能得到正确的血流速度。一般来说，连续波多普勒超声检查，与取样容积没有关系，重要的是血流方向与超声声束的方向一致。总之，要有减小入射角度的技巧。

A. 右肾动脉起始部的血流速度测量

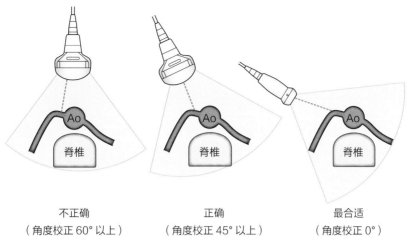

不正确
（角度校正 60° 以上）

正确
（角度校正 45° 以上）

最合适
（角度校正 0°）

B. 左肾动脉起始部的血流速度测量

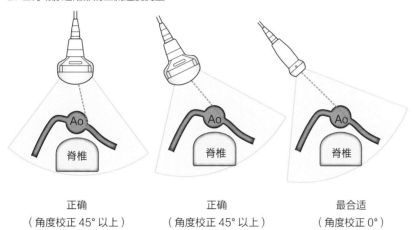

正确
（角度校正 45° 以上）

正确
（角度校正 45° 以上）

最合适
（角度校正 0°）

C. 测量血流速度时的图像表示

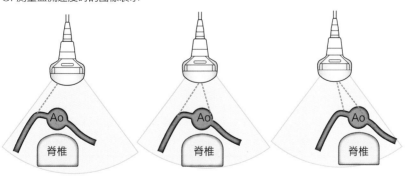

在图像的左端测量

在图像的中央测量

在图像的右端测量

图3-6　肾动脉起始部的血流速度测量

稍稍改变探头的位置，采用尽可能减少角度校正的断面。因为扇型探头比凸阵型探头小、操作性好，所以多普勒的入射角度也较小。另外，在画面的边缘进行测量，可以减小入射角度。Ao—腹主动脉

三、超声扫查方法与正常声像图

（一）上腹部肾动脉起始部的扫查

将探头放在患者剑突下，得到腹主动脉的短轴断面。通常，可以观察到一直径约2 cm的搏动血管。下腔静脉在其右侧相伴走行，两者很容易区别。如果在剑突下没有扫查到腹主动脉，可使用彩色多普勒自剑突下正中线慢慢向下扫查，这样比较容易识别血流图像。腹主动脉上部分出腹腔动脉、肠系膜上动脉及肾动脉。腹腔动脉、肠系膜上动脉的根部显示为向着体表方向走行的血流图像，肾动脉显示为从腹主动脉的左右侧方横向走行的血流图像，因此不能在长轴上显示肾动脉图像。

扫查的技巧是，在没有探及肾动脉的起始段时，首先确认肠系膜上动脉起始部的血流，然后在其远心端约1cm处的肾动脉起始部附近探查。此时，操作探头使其声束向上方稍稍倾斜（探头斜向下肢一侧）显示肠系膜上动脉起始部向上的血流信号，然后，慢慢操作探头使声束垂直入射（探头呈直立的状态）进行扫查（图3-7）。为了尽可能长地显示肾动脉，肾动脉起始部显示后，探头逆时针方向旋转，探头的右端稍微用力显示右肾动脉（图3-8A）。相应地，探头顺时针方向旋转，探头的左端用力可以观察到左肾动脉及其远心端（图3-8B）。

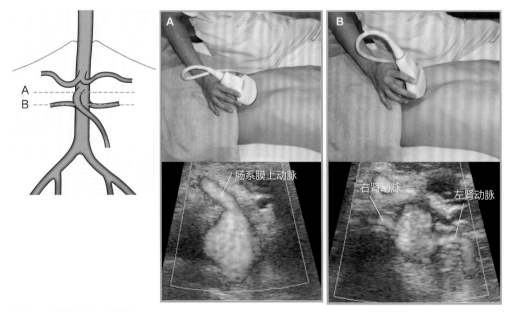

图3-7　肾动脉入口部扫查

A. 探头呈倾斜状态，显示肠系膜上动脉起始部向上的血流信号

B. 探头稍稍直立进行扫查，肠系膜上动脉起始部的远心端约1cm处可显示肾动脉的入口

A. 右肾动脉的扫查方法

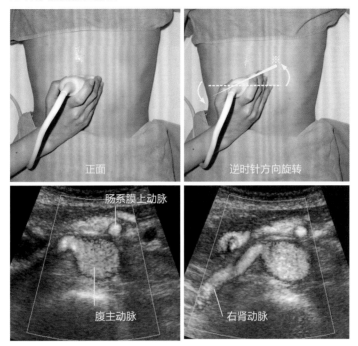

B. 左肾动脉的扫查方法

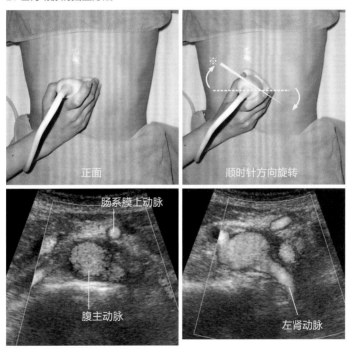

图3-8 肾动脉长轴的扫查

A. 探头逆时针方向旋转，探头的右端稍微用力显示右肾动脉

B. 探头顺时针方向旋转，探头的左端用力可以观察到左肾动脉

※表示探头旋转方向

腹部加压检查的技巧

  患者的体位以仰卧位为主，如果将手臂举到头部，腹部会紧张，最好是将双手放于身体两侧或轻轻放在胸前。另外，双膝轻微屈曲可以减轻腹部的紧张程度。在腹部加压检查时，有效的方法是让患者深呼吸，并在呼气时进行腹部加压（图3-9）。与检查者坐在椅子上检查相比，检查者坐在床边检查通过肩部利用自身的体重压迫上腹部更容易得到稳定的图像（图3-10）。

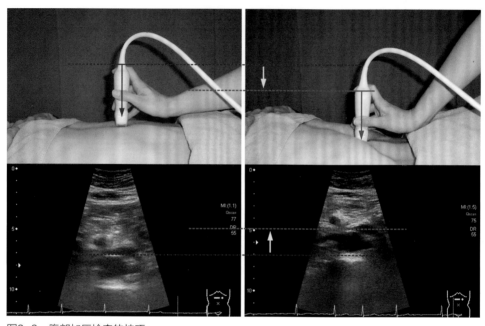

图3-9　腹部加压检查的技巧

让患者深呼吸，并在呼气时进行腹部加压检查。通过探头加压，可以使血管在较浅的位置显示，从而得到清晰的图像

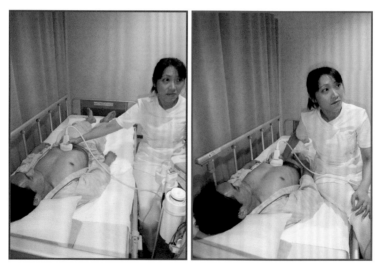

图3-10　腹部加压检查时检查者的姿势

与检查者坐在椅子上检查相比，检查者坐在床边检查通过肩部利用自身的体重压迫上腹部更容易得到稳定的图像

不要被肾静脉所迷惑

　　在检查肾动脉时由于肾静脉很明显，所以容易与肾动脉混淆。肾静脉在肾动脉起始部的前方伴行，在压迫腹部检查肾动脉时，肾静脉受压引起血流速度升高，在彩色多普勒超声产生了与肾动脉类似的表现。因此，需要通过调节流速范围及探头的倾斜度仔细观察。另外，如果记录血流频谱形态，二者也很容易区别（图3-11）。由于左肾动脉在左肾静脉背侧走行，所以要在左肾静脉的背侧寻找血流方向不同的血管。

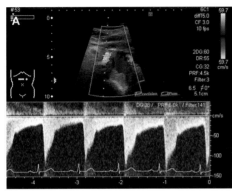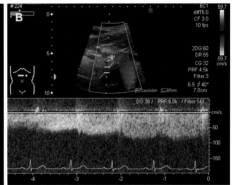

图3-11　肾动脉与肾静脉

A. 肾动脉

B. 肾静脉

不能显示肾动脉起始部血流的对策

在上腹部无法显示肾动脉起始部的血流时，试试以下方法。

- 增强探头压迫的力量从而排除消化道的气体干扰。
- 探头稍稍横向移动进行扫查。
- 改变扇型探头的频率（频率约为2.5 MHz）。
- 根据肾实质内有无血流信号、有无肾萎缩来判断是否有肾动脉闭塞。
- 尝试从侧背部扫查。
- 暂停一下再进行检查。

（二）侧背部肾动脉起始部的血流测量

　　当在上腹部无法测量肾动脉起始部的血流速度时，还可以从侧背部进行测量。患者采取侧卧位，探头置于侧背部胸椎与肋骨之间或最后一肋间附近，声束稍微向上倾斜。这时将检查深度设定在15 cm，彩色多普勒的流速范围设定为30 cm/s。在肾脏与腹主动脉同时显示的断面，确定由肾门到腹主动脉之间连续的血流信号，在此测量肾动脉起始部的血流速度（图3-12）。如果不能显示肾动脉血流信号，将彩色增益稍稍增大，找到与肾动脉并行的肾静脉血流，在这附近寻找肾动脉[2]。当彩色多普勒的流速范围较低时与肾静脉不易区分，因此可以将流速范围慢慢提高，这有利于肾动脉的显示。

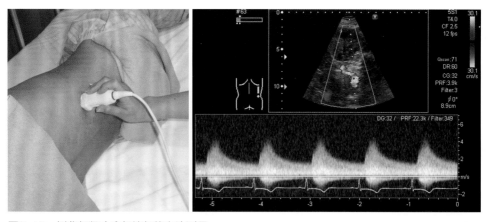

图3-12 侧背部肾动脉起始部的血流测量

使用扇型探头从侧背部检查。这时将检查深度设定在15 cm，彩色多普勒的流速范围设定为30 cm/s。在肾脏与腹主动脉同时显示的断面，确定由肾门到腹主动脉之间连续的血流信号，在此可以精确地测量肾动脉起始部的血流速度。本例用连续波多普勒测得的最大血流速度为4.0 m/s，显示为狭窄

（三）肾内血管的扫查

左右肾内动脉均可由侧腹部及侧背部肾脏的长轴断面显示。使用彩色多普勒超声可在肾内观察到朝向探头的搏动性血流信号（图3-13）。可显示在肾门处分出的肾段动脉及沿肾椎体走行的叶间动脉。在记录血流频谱波形时，通过屏住呼吸可得到稳定的血流波形图像。

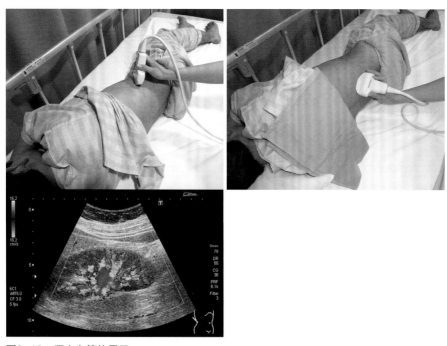

图3-13 肾内血管的显示

左右肾内动脉均可由侧腹部及侧背部肾脏的长轴断面显示。使用彩色多普勒超声可显示肾内朝向探头的搏动性血流信号

四、超声观察及评估方法

针对肾动脉狭窄（renal artery stenosis，RAS）检查时，有效的观察和评估指标见表3-1。所有病例都应该完成这些检查项目，但由于检查时间的限制，测量所有的检查项目不切实际。为了提高检查效率，建议将肾动脉的检查分为筛选检查和精细检查，2个检查分别单独进行。通常，筛查时需要测量腹主动脉与肾动脉起始部的血流速度。在进行精细检查时，则要测量所有这些项目（图3-14）。

表 3-1　超声观察的主要指标

判定肾动脉狭窄的主要血流指标如下所示
肾动脉起始部
· 收缩期最大血流速度（peak systolic velocity，PSV）
· 舒张末期血流速度（end diastolic velocity，EDV）
· 肾动脉流速/主动脉流速比值（renal/aorta ratio，RAR）
· 有无狭窄后紊乱血流
肾内血流
· 加速度时间（acceleration time，AT）
· 舒张期流速/收缩期流速比值（diastolic/systolic ratio，DSR）
· 阻力指数（resistance index，RI）

肾动脉的筛查
- 排除腹主动脉病变（排除瘤样病变）
- 肾动脉起始部的血流速度（从腹主动脉分出的肾动脉血流速度）
- 腹主动脉的血流速度（肠系膜上动脉下方附近的腹主动脉的血流速度）

肾动脉的精细检查
- 肾脏大小的测量（整个肾脏的确认、长径的测量、皮质、髓质）
- 肾实质血流的加速度时间（肾门部至末梢的血流频谱测量 AT）
- 肾实质血流的功能评估（肾门部至末梢的血流频谱测量 RI）

图3-14　肾动脉狭窄的筛查与精细检查的程序

（一）肾动脉狭窄的筛查

筛查时要判断腹部有无动脉瘤样病变，并测量腹主动脉和肾动脉起始部的血流速度。

1. 肾动脉起始部的血流速度测量

肾动脉起始部的血流速度测量时，要在彩色多普勒的引导下显示肾动脉并测量最大血流速度。测量时，调整仪器条件，将多普勒的入射角度尽可能地调小。如果在起始部没有检出狭窄的血流信号，不必勉强在起始部测量，也可以在能够减小多普勒入射角度的位置测量（图3-15）。从侧背部检查可以减小入射角度。另外，当呼吸影响血流信息记录时，屏住呼吸可得到稳定的血流频谱图像。

血流速度测量包括收缩期最大血流速度（PSV）和舒张末期血流速度（EDV）测量。

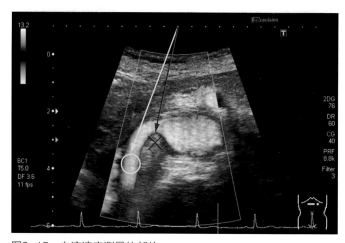

图3-15　血流速度测量的部位

在没有检测到狭窄的血流信号时，可以在能够减小多普勒入射角度的位置进行测量

2. 腹主动脉的血流速度测量

在腹主动脉长轴切面以肠系膜上动脉分支处为标志，把取样容积放在肾动脉分支处的附近进行测量。检查时，探头的一侧用力，使腹主动脉尽可能地倾斜显示，在图像的边缘进行测量，这样多普勒的入射角度可以减小（图3-16）。由肾动脉起始部与腹主动脉的收缩期最大血流速度计算出肾动脉流速/主动脉流速比值。

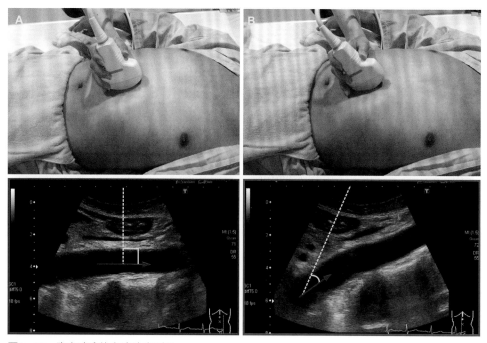

图3-16　腹主动脉的血流速度测量

A. 腹主动脉长轴与声束垂直时，在图像的中央位置测量血流速度，多普勒的入射角度较大

B. 腹主动脉尽可能地倾斜显示，在图像的边缘进行测量，这样多普勒的入射角度可以减小

（二）肾动脉的精细检查

除上述检查项目外追加以下项目。

1. 肾脏大小的测量

测量肾脏大小时必须要测量长径。为了显示肾脏，可在侧腹部进行检查，但常常会出现肾脏显示不完整的情况。如果呼吸对检查的影响比较大，嘱患者屏气；如果受到肠道气体的干扰，可以在俯卧位进行检查，因为从背部显示肾脏时不易受气体影响。在日本，当肾脏长径在8.0 cm以下就被认为是萎缩，当左右两侧的大小相差1.5 cm以上时，要考虑左右两侧肾脏存在差异（图3-17）。另外，测量肾脏大小时要同时观察肾实质的厚度及回声强度。

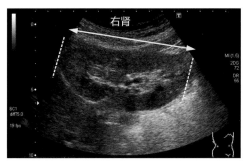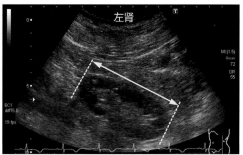

图3-17　肾脏大小的测量
左肾（长径8.0 cm）与右肾（长径10.5 cm）相比缩小

2. 肾实质的血流测量

测量肾内血流时应在侧腹部进行检查。彩色多普勒的流速范围设定在10 cm/s较低水平时，可以更好地显示肾内动脉的血流信号。测量血流时将图像设置为血流方向朝向探头，无须校正角度就可以测量（图3-18）。在患者屏气的状态进行记录可以得到良好的血流频谱图像。要分别测量肾上极、肾下极及肾中部的血流信号，这有助于诊断多条肾动脉狭窄[1]。

肾实质的血流测量，还包括收缩期加速度时间与阻力指数的测量，以及收缩早期血流峰值波（early systolic peak，ESP）及小慢波的确认（图3-19）。

> **要点提示**
>
> **收缩期加速时间的测量**
>
> 在测量收缩期加速时间时，通过调整流速范围使血流速度的频谱图像放大。另外，调整多普勒的扫描速度可提高测量的准确性。在测量时要选择连续3个以上心动周期的清晰的血流频谱进行测量（图3-20）。

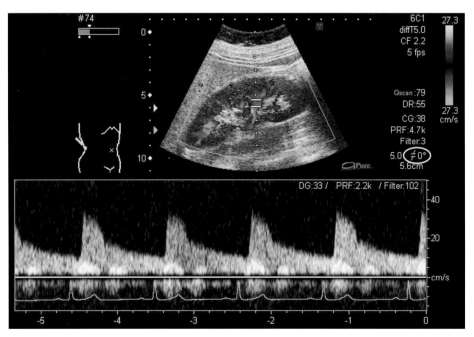

图3-18 肾实质血流测量时的界面设置

测量血流时将图像设置为血流方向朝向探头，无须校正角度就可以测量

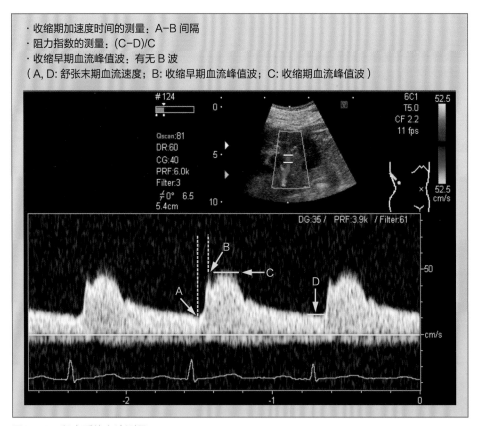

图3-19 肾实质的血流测量

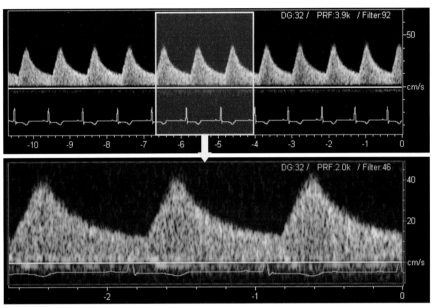

图3-20　收缩期加速时间的测量

（三）肾动脉狭窄的判断

　　关于肾动脉狭窄（管径狭窄率60%以上）的判断标准有一些报道。肾动脉的起始部或肾动脉的近心端收缩期最大血流速度为180 cm/s或在200 cm/s以上，肾动脉流速/主动脉流速比值在3.5以上，可见狭窄后的紊乱血流，这些是提示有意义狭窄的直接征象[1,4,5]。另外，由于间接征象对狭窄的诊断也有所帮助，也需要深入理解（表3-2、3-3和图3-21）。

表 3-2　肾动脉狭窄的直接征象及间接征象[1,4]

直接征象（狭窄率≥60%）
·收缩期最大血流速度≥200 cm/s
·肾动脉流速/主动脉流速比值≥3.5
·狭窄后紊乱血流
间接征象（狭窄率≥60%）
肾段动脉血流
·收缩早期血流峰值波消失
·收缩期加速时间＞0.07秒
·小慢波波形
·阻力系数双侧相差＞0.15（一侧狭窄时）

表 3-3　狭窄率与收缩期最大血流速度（PSV）、肾动脉流速/主动脉流速比值（RAR）的关系[5]

超声检查标准	狭窄率
PSV＜180 cm/s，RAR＜3.5	正常
PSV≥180 cm/s，RAR＜3.5	60%以下
PSV≥180 cm/s，RAR≥3.5	60%以上
没有血流信号	闭塞

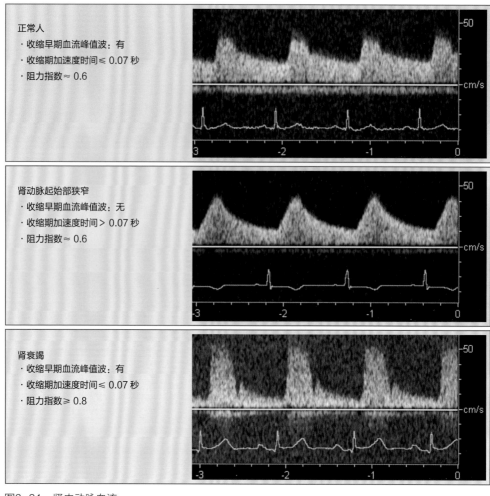

正常人
· 收缩早期血流峰值波：有
· 收缩期加速度时间 ≤ 0.07 秒
· 阻力指数 ≈ 0.6

肾动脉起始部狭窄
· 收缩早期血流峰值波：无
· 收缩期加速度时间 > 0.07 秒
· 阻力指数 ≈ 0.6

肾衰竭
· 收缩早期血流峰值波：有
· 收缩期加速度时间 ≤ 0.07 秒
· 阻力指数 ≥ 0.8

图3-21　肾内动脉血流

五、代表性疾病与典型声像图表现

可引起肾动脉狭窄的病因如表3-4所示。肾动脉狭窄大多数由动脉硬化引起，此外还有纤维肌发育不良及大动脉炎。由于这些疾病的检查重点不同，应该在检查之前了解各个疾病的特点。

表 3-4　肾动脉狭窄的病因

· 动脉硬化
· 纤维肌发育不良
· 大动脉炎
· 其他：主动脉及肾动脉夹层、血栓或脂肪栓塞、胶原病、神经纤维瘤病、创伤、肾移植术后、放射治疗后等

提示肾动脉狭窄的临床表现[6]

所有高血压患者都应怀疑肾动脉狭窄。但并不是每人都要做这个检查，在有下列临床表现时，则需要积极地进行检查。

- 发病年龄在30岁以下或50岁以上。
- 高血压的病史较短，近期加重。
- 快速恶化的难治性高血压。
- 血管紧张素转换酶抑制药（ACEI）及血管紧张素Ⅱ受体阻滞剂（ARB）类降压药治疗开始后血清肌酸酐值升高。
- 原因不明的肾萎缩，以及左右肾脏大小相差1.5 cm以上。
- 不明原因的肾功能低下。
- 不明原因的心功能低下。
- 远心端动脉疾病（主动脉瘤及闭塞性动脉硬化）。
- 冠心病。
- 腹部血管杂音。

（一）肾动脉硬化

中老年男性多发，多为双侧的起始部狭窄。动脉硬化性的肾动脉狭窄约有90%的病变发生在距肾动脉分支处2 cm范围内（图3-22）。因此，仔细检查近心端非常重要。观察时的技巧是，同时使用彩色多普勒，可以检出血流信号变窄及呈镶嵌状的血流信号。糖尿病、血脂异常及高血压所致的肾动脉狭窄，有时会引起肾动脉闭塞。

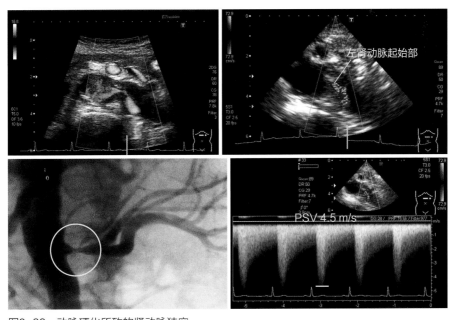

图3-22　动脉硬化所致的肾动脉狭窄

左肾动脉起始部可以检出血流信号变窄及呈镶嵌状的血流信号；使用扇型探头的连续波多普勒测得的收缩期最大血流速度（PSV）为4.5 m/s，诊断为重度狭窄

（二）纤维肌发育不良

纤维肌发育不良（fibromuscular dysplasia，FMD）的原因不明，年轻者多见。特征性表现为肾动脉中部至远心端呈串珠样血管狭窄（图3-23）。儿童期及青年期的高血压病要怀疑本病，在上腹部进行肾动脉入口处的血流测量时，用彩色多普勒超声显示肾动脉，从中部至远心端观察有无血流信号的变窄及镶嵌状血流信号，并测量血流速度。另外，增加侧背部的检查，对肾动脉的远心端进行检查非常重要。

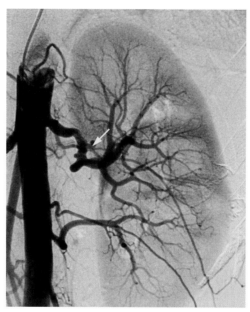

图3-23　纤维肌发育不良
肾动脉中部至远心端呈串珠样（箭头）血管狭窄

个人笔记

纤维肌发育不良

纤维肌发育不良不仅仅发生在肾动脉，但其发生在肾动脉的频率较高（60%～75%），此外，颅外脑血管占25%～30%，内脏血管约占9%，四肢血管约占5%。在诊断为纤维肌发育不良的病例中，至少要追加颈动脉的超声检查。

（三）大动脉炎

好发于年轻女性，是一种原因不明的非特异性炎性疾病。可引起主动脉及其主要分支、肺动脉、冠状动脉的狭窄、闭塞或者扩张性病变。合并肾动脉狭窄时多为双侧肾动脉起始段病变，也有病例合并异型主动脉缩窄（图3-24）。

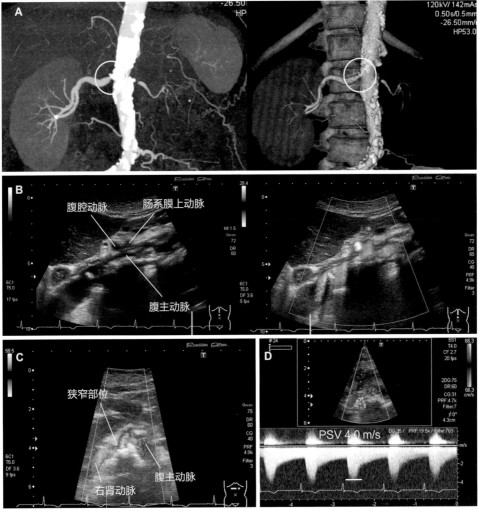

图3-24 大动脉炎

A. 血管造影的CT图像：主动脉壁明显增厚，伴有钙化，诊断为右肾动脉起始部重度狭窄

B. 腹主动脉长轴切面：主动脉壁明显增厚，伴有钙化，血管腔变窄

C. 右肾动脉起始部长轴切面增强动态血流图像：肾动脉起始部管腔变窄

D. 右肾动脉狭窄部的连续波多普勒图像：收缩期最大血流速度（PSV）为4.0 m/s，诊断为重度狭窄

（四）主动脉夹层

在腹主动脉夹层病例中，由于漂浮的剥离内膜覆盖在肾动脉起始部而引起狭窄。此外，也有假腔起始处漂浮的内膜延伸进入肾动脉的情况（图3-25）。使用B超观察血管内腔、使用彩色多普勒超声确认血流信号以及使用多普勒法测量血流速度都非常重要。

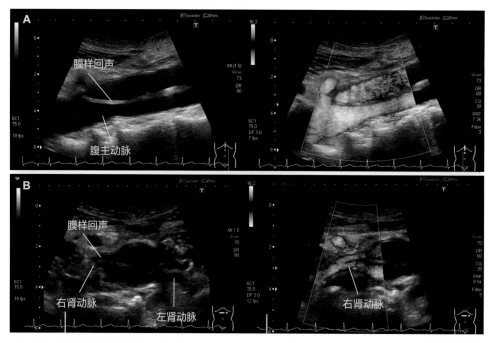

图3-25 主动脉夹层向肾动脉内延伸

A. 腹主动脉长轴切面图像：腹主动脉内可见膜样回声

B. 腹主动脉短轴切面图像：膜样回声向右肾动脉内延伸，可见真腔、假腔及其血流信号

六、临床常用治疗方法及评估

在血运重建之前及无法进行血运重建时，或者还没有进行重建的病例要保留降压药的治疗。ACEI类降压药，对一侧性的肾血管性高血压（renovascular hypertension，RVH）有疗效，但对双侧性的肾血管性高血压则为禁忌。

血运重建多使用经皮腔内肾动脉成形术（percutaneous transluminal renal angioplasty，PTRA）。PTRA对于纤维肌发育不良的初期成功率较高，长期预后也较好。一般来说，对于动脉粥样硬化所致的肾动脉狭窄，虽然PTRA可以有效地降压，但对于改善肾功能的功效尚不明了，在实施治疗时要慎重选择适应证。

肾动脉支架置入术前的评估包括肾脏的血流情况及肾脏大小、有无腹主动脉瘤及附壁血栓、确定进入路径。一般来说，支架置入术后的评估包括支架形态的观察、支架管径的测量。支架管径变小表示有比较高的再狭窄倾向。用彩色多普勒超声观察支架内血流情况，要确认有无镶嵌状血流信号（图3-26）。血流速度要在支架内的远心端处测量[2]。另外，肾脏内的血流信号及肾脏大小的测量也非常重要。血运重建术后的过程观察、再狭窄的评估超声检查都是非常有价值的。

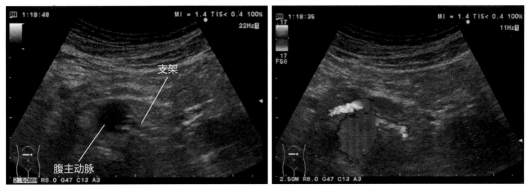

图3-26 左肾动脉狭窄支架置入术后

左肾动脉起始部置入支架。彩色多普勒显示支架内可见血流充盈，未检出镶嵌状血流信号

参考文献

[1] 米田智也，佐藤　洋. 腎动脉，末梢动脉疾患と超音波検查の進め方・評価. 超音波エキスパート. 2009: 9; 96–119.

[2] 竹本和司. 腎动脉，血管診療技師認定機構・血管無侵襲診断法研究会編. 血管無侵襲診断テキスト. 南江堂；2007. p.135–45.

[3] 尾崎俊也. 腎动脉. Vascular Lab増刊. MCメディカ出版；2005. p.220–5.

[4] Rundback JH, Sacks D, Kent KC, et al. Guidelines for the reporting of renal artery revasculariation in clinical trials. Circulation. 2002; 106: 1572–85.

[5] Strandress Jr. DE. Duplex ultrasound screening. In: Novick A, editor. Renal Vascular disease. London: Saunders; 1996. p.119–33.

[6] ACC/AHA 2005 practice guidelines for the management of patients with peripheral arterial disease（lower extremity, renal, mesenteric, and abdominal aortic）. Circulation. 2006; 113: 463–654.

第四章

下肢动脉超声

一、下肢动脉的解剖

下肢动脉的解剖示意见图4-1。

（一）髂部动脉的解剖

髂总动脉是在第4腰椎水平由腹主动脉左右分支而形成，沿腰大肌的内侧缘向外下方走行，在骶髂关节的前方分为髂内动脉及髂外动脉。

髂内动脉从髂总动脉的内侧后方分出，并分出骨盆内脏器的分支，是骨盆内器官的营养血管。髂外动脉是髂总动脉延续的下肢动脉干。从髂内动脉的分支处一直到腹股沟韧带下方的血管间隙处称为髂外动脉。髂外动脉在腹股沟韧带附近分出腹壁下动脉及旋髂深动脉[1,2]。

（二）大腿及腘窝部动脉的解剖

股动脉是髂外动脉延续的大腿部动脉干，范围由腹股沟韧带下方的血管间隙起，至腘窝部的收肌管裂孔出口处。股总动脉分出股深动脉后，延续为股浅动脉。股深动脉为股动脉的后外侧分支，是大腿部的主要营养血管。另外，股浅动脉与腘动脉相延续，是

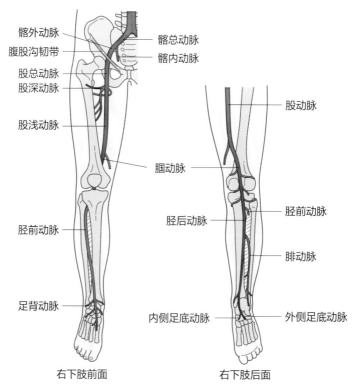

右下肢前面　　　　　　右下肢后面

图4-1　下肢动脉的解剖

人体最长的动脉。

股浅动脉在收肌管裂孔出口处至胫前动脉和胫后动脉（胫骨腓骨干）的分支处，称为腘动脉。腘动脉分出膝上内、外动脉，膝中动脉，膝下内、外动脉，腓肠肌动脉等，其分支左右各一对，形成以膝关节为中心的动脉网[1,2]。

（三）小腿部动脉的解剖

胫前动脉由腘动脉分出，穿过骨间膜进入小腿前区，并向下移行为足背动脉。胫前动脉分支处至分出腓动脉处的胫后动脉称为胫骨腓骨干。胫后动脉在小腿后方下行到达足部后，经内踝的背侧至足底，分为足底内、外侧动脉。腓动脉是胫后动脉最大的分支，距胫后动脉起始部约1 cm处分出，沿腓骨下行至外踝[1,2]。

个人笔记

股动脉

股动脉在解剖学上被称为"股动脉"或"股深动脉"。但是在临床应用中，分支前常被称为"股总动脉"，分支后被称为"股浅动脉"及"股深动脉"。本书从临床应用出发，使用股总动脉、股浅动脉、股深动脉进行讲解。

二、超声实际操作方法

（一）超声仪器与探头的选择

下肢动脉的超声检查不需要高端机型，用于心脏及腹部检查的通用机型就可满足检查需要。但是，可连接线阵型探头或凸阵型探头，并且有彩色多普勒及脉冲多普勒功能是必要条件。

根据检查血管的深度及检查部位来选择探头。由大腿部至足部的血管，距离体表3 cm以内要选择高频率线阵型探头（5 MHz～10 MHz）；在髂部则应选择适合深部大范围观察的凸阵型探头（3 MHz～5 MHz）；在狭窄处及假性动脉瘤入口处等高速血流部位需要使用扇型探头（可同时使用连续波多普勒）[3]。

（二）超声仪器的调节方法

通过仪器条件的设置可以获得画面质量完全不同的图像，有时可以影响诊断结果。要养成各部位都用同一条件来检查的习惯，客观地记录图像这点非常重要。另外，不要忘记在画面上标明体表位置及探头位置，以显示检查的部位及方向[4]。

1. B超

　　将增益条件调至动脉内部表现为无回声的水平。但是，在增益过低导致不能评估血管壁的情况下，有可能导致异常结构漏诊。调节STC（TGC）使近距离与远距离的回声水平保持一致，动态范围最好设定在比较大的范围（通常为55～65 dB）（图4-2）。调节聚焦使其与所检查的血管相一致，可以避免多重反射的影响，从而得到清晰的图像（图4-3）。另外，使用组织谐波成像（tissue harmonic imaging）可减轻旁瓣效应及多重反射等噪声信号的影响，从而使血管壁显示更加清晰。

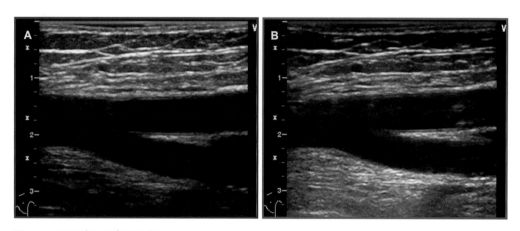

图4-2　STC（TGC）的调节

A. 不正确的设置：浅层回声高，深层回声低

B. 正确的设置：使近距离与远距离的回声水平基本相同

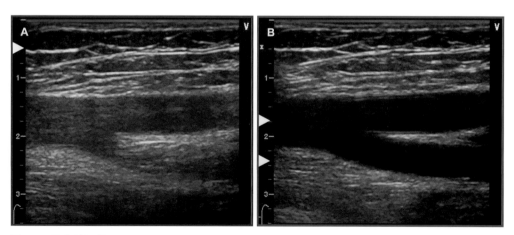

图4-3　聚焦的调节

A. 不正确的设置：由于聚焦位置与血管不一致，血管内回声不清晰

B. 正确的设置：调节聚焦的位置使其与检查血管相一致，避免了多重反射的影响，可得到清晰的图像

2. 彩色多普勒超声

在断层方法检查时将增益调低，提高彩色增益至在血管外部不出现噪声信号的水平，将多普勒滤波器调低，流速范围（重复频率）的调节要以不出现混叠（折返现象）为标准（图4-4）。通常设定为20～40 cm/s，在怀疑血管闭塞的部位调节到10 cm/s左右。

为了能清晰地显示血流信号，可使用偏转（声束控制）功能以使血流方向与超声波声束的方向稍稍倾斜（图4-5）。但是，过度使用偏转功能可使多普勒的敏感度降低，因此偏转角度要控制在20°以内。要记住，在扫查时尽可能使用探头将血管斜行显示出来。

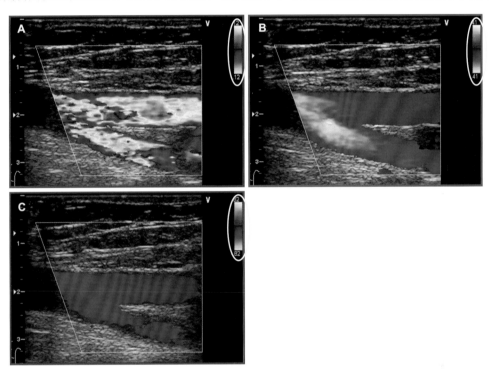

图4-4 流速范围的调节

A. 由于流速范围设置较低，产生了折返现象

B. 正确的设置

C. 由于流速范围设置较高，可见血流信号充盈缺损

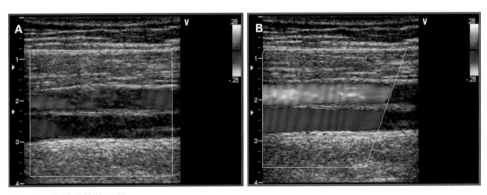

图4-5 偏转功能的调节

A. 不正确的设置：由于血流方向与超声波声束的方向垂直，可见血流充盈缺损

B. 正确的设置：血流方向与超声波声束的方向稍稍倾斜，血管内部整体血流充盈良好

3. 脉冲多普勒超声

取样容积的大小要设定为略小于测量部位的血管直径。角度校正要调节在60°以内（图4-6）。此时，使用多普勒入射角度尽可能小的断面进行检查。但是，令人遗憾的是，即使在同一医院内不同检查者之间的角度校正也存在差异。当本次检查与上次检查的校正角度有较大差异时，要在诊断报告中注明。另外，多普勒的入射角度大于60°时，不能进行血流速度的测量。应根据血流速度调整流速范围及滤波器。

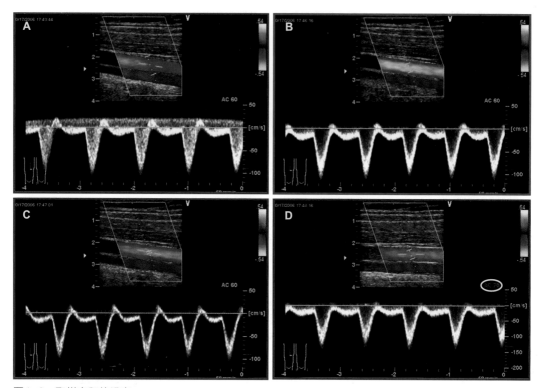

图4-6　取样容积的设定

A. 由于取样容积过大，有静脉血流混入

B. 正确条件（取样容积的大小要设定为略小于测量部位的血管直径，角度校正要调节在60°以内）

C. 由于取样容积较小并且放置在血管的中央，血管壁附近的低速血流信号没有显示

D. 由于角度校正超过60°，测量的血流速度值偏高

要点提示

不同的最佳断面

血管的断层成像是将超声波声束垂直地投入，而血流成像则是平行地投入，后者更清晰。应该认识到，B超与多普勒法的最佳断面是不同的（图4-7）。另外，在被检查的动脉不变形的情况下向探头用力，能够改善近场图像质量（图4-8）。但是，要注意的是在多普勒检查时如果过度用力压迫可使血流频谱波形发生改变。

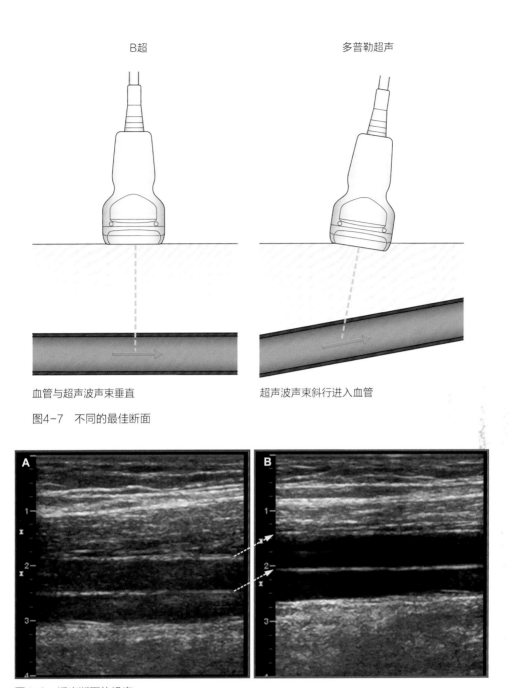

B超 　　　　　　　　　　　　　　　多普勒超声

血管与超声波声束垂直 　　　　　　超声波声束斜行进入血管

图4-7　不同的最佳断面

图4-8　适当断面的设定
使用断层法时不仅要求血管与超声波声束垂直，还需要在被检查的动脉不变形的前提下向探头适当
用力，这样被检查的血管近场就可以得到清晰的显示

（三）检查前准备

　　检查前无须特殊准备，但当有创伤及手术伤口时，应先在创口部位敷上透声性好的
保护膜再进行检查。

（四）检查体位

检查髂部及大腿根部时采取仰卧位，检查腘窝部及小腿部时采取膝部向外侧屈曲的姿势或侧卧位。另外，有时也可以采取坐位。

（五）获取阳性症状和体征

在超声检查之前尽可能多地取得临床信息非常重要。根据这些阳性发现可以使超声检查更加有效。代表性的临床症状分类如表4-1所示。突然出现下肢疼痛（pain）、苍白（pale）、感觉异常（parethesia）、搏动消失（pulseless）、运动障碍（paralysis）等症状，要怀疑是否发生急性动脉闭塞。另外，慢性期的动脉闭塞症状以Fontaine分类（表4-2）比较著名，在临床广泛应用。

表 4-1　临床症状分类

代表性的临床症状分类（"5P"症状）
·pain：下肢疼痛
·pale：苍白
·parethesia：感觉异常
·pulseless：搏动消失
·paralysis：运动障碍

表 4-2　Fontaine 分类

Fontaine分类
·Ⅰ度：无症状
·Ⅱ度：间歇性跛行
·Ⅲ度：安静时疼痛
·Ⅳ度：缺血性溃疡、坏疽

注：在病变未达到Ⅲ、Ⅳ度时进行治疗非常重要。

1. 问诊（有无自觉症状）

首先，确认有无动脉硬化的危险因素（如高血压、高血脂、糖尿病、吸烟等）以及既往有无脑血管功能障碍、缺血性心脏病及肾缺血等疾病。其次，仔细询问患者的主观感觉。尤其是间歇性跛行的最大距离及恢复时间、疼痛出现的部位等，通过这些信息可以推测病变程度及病变部位。

要点提示

根据疼痛出现的位置推测病变部位

70%～80%的动脉硬化闭塞症患者以间歇性跛行的症状为主诉。有时可由疼痛最先出现的位置判断出病变部位。通常，发生臀部及大腿部疼痛时，考虑为髂总动脉病变；发生臀部疼痛推测为髂内动脉病变；发生大腿部疼痛怀疑为髂外动脉供血的区域缺血。另外，发生小腿腓骨疼痛考虑股动脉及腘动脉病变；发生足部疼痛考虑为小腿部动脉病变（表4-3）。

血栓闭塞性脉管炎是典型的远心端动脉疾病，由于病变部位位于远心端，所以跛行的症状出现在小腿远端及足底，比较容易判断[5]。

表4-3　步行时疼痛出现部位与病变部位

- 臀部：髂内动脉
- 大腿部：髂外动脉、股总动脉
- 腓肠肌处：股动脉、腘动脉
- 足部：小腿部动脉

2. 视诊

血液循环障碍可引起患肢的苍白和发绀，要注意对比双下肢的颜色。尤其是Ratschow试验（下肢上举下垂试验）可有助于动脉闭塞肢体的检出。仰卧位将动脉闭塞的肢体上举时足部会变得苍白，下垂时足部的反应性充血或足背静脉的充盈时间延长，可据此判断动脉闭塞。

另外，下肢动脉闭塞性疾病多伴有肌肉萎缩、皮肤改变、脚及脚趾变形、溃疡、坏死等表现。

3. 触诊（能否触及动脉搏动）

触摸动脉搏动是最重要的体格检查。以足背动脉、胫后动脉、腘动脉、股动脉的顺序，确认搏动的强弱及左右肢体的皮温差（图4-9）。这时，左右同时触诊除腘窝以外的部位更易于双侧对比。但是，要特别注意，正常人也有触及不到足背动脉搏动的情况。

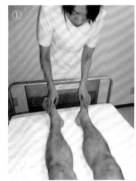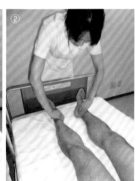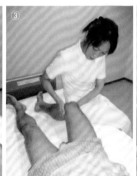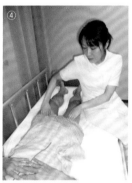

图4-9　触诊

按①足背动脉、②胫后动脉、③腘动脉、④股动脉的由远心端向近心端的顺序触诊。除腘窝以外的部位左右同时同部位触诊比较容易。首先用3根或4根手指轻轻触摸。当搏动难以摸清时，慢慢增加力度，也可以尝试稍稍改变一点位置。此时，不仅要关注搏动的强弱，同时也要确认左右有无皮温及肿胀的差异

4. 听诊（有无血管杂音）

从主动脉至股动脉，有时可以根据血管杂音推断有无血管狭窄。特别要注意的是，如果存在多处狭窄或血管闭塞就可能听不到血管杂音。

踝肱压指数（ABPI）

作为判断有无下肢循环障碍的有效指标，ABPI被广泛使用。它可以及时得到缺血肢体状态的定量信息，是判断治疗效果的有效指标。

安静状态下仰卧位测量双侧踝关节部位及上肢的血压，用踝关节得到的收缩压除以上肢的收缩压（使用左侧或右侧的较高者）求出ABPI。一般来说，ABPI值在1.0以上为正常，0.9以下为异常，0.7左右为中度，0.3以下为重度。另外，ABPI值在0.8～0.5之间，可以推断有1处动脉闭塞；在0.5以下时可以考虑有多处病变。再者，糖尿病及血液透析患者伴有动脉粥样硬化时，中膜钙化严重的情况下，ABPI比值可达1.3以上。200 mmHg以上的压力仍无法射血时要考虑动脉壁钙化（表4-4）。

表 4-4　ABPI 评分的诊断标准

正常：0.9＜ABPI＜1.3	
异常：ABPI≤0.9	
· 0.5＜ABPI≤0.8	一处狭窄或闭塞
· 0.3＜ABPI≤0.5	多处狭窄或闭塞
· ABPI≤0.3	肢体重度缺血
· 1.3≤ABPI	重度钙化

（六）图像的表示方法

纵断面的图像左侧为近心端，右侧为远心端，也就是表示动脉血流由左侧流向右侧。另外，横断面时图像的左侧为被检者的右侧，表示是由患者的足部向上看的图像。

三、超声扫查方法与正常图像

（一）髂部动脉的扫查

髂部动脉段的观察需要使用低频率的凸阵型探头。患者采取仰卧位，腹部放松，由脐部上方开始横断面扫查。由于腹主动脉呈圆形并伴有搏动，所以很容易与下腔静脉区别。在血管很难区别时，可同时使用彩色多普勒一边显示血流信号一边进行观察。探头慢慢向远心端移动，腹主动脉在第4腰椎附近分支，移行为左、右髂总动脉（图4-10）。

髂总动脉在走行最深处附近，分为髂内动脉及髂外动脉。髂内动脉向内侧的深部走行，髂外动脉渐渐向浅表走行，并在腹股沟韧带的深面移行为股总动脉。当无论如何也扫查不出髂总动脉时，可使用低频率扇型探头，尝试在彩色多普勒的引导下，从股动脉逆行向上检查来检测血流信号。

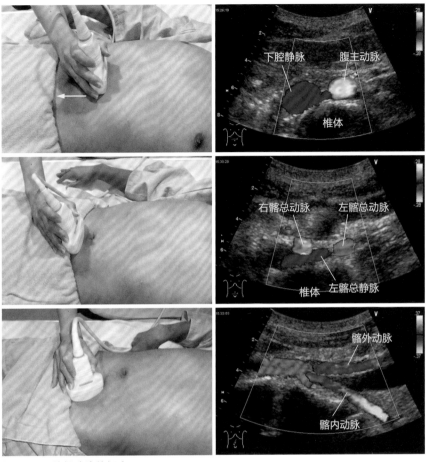

图4-10　髂部动脉的扫查

肠道气体的处理方法

　　从髂总动脉开始，动脉慢慢向深部走行，因此图像质量易受肠道气体的干扰。处理方法是在横断面确定气体的位置，选择在影响尽可能小的方向进行检查。将探头放在下腹部用力加压使气体移动，可降低对扫查的影响（图4-11）。另外，变换患者体位使气体移动也是有效的方法。

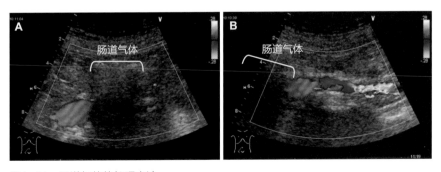

图4-11　肠道气体的处理方法

A. 气体的严重干扰使一部分髂部动脉不能显示

B. 改变检查方向，将探头置于下腹部加压使气体移动，从而显示髂部动脉

（二）股动脉的扫查

从股动脉起始部至末梢，全程主要使用线阵型探头。由腹股沟韧带的稍下方开始扫查（图4-12）。通常，股动脉和股静脉的显示深度为1～2 cm。当无法显示或只能显示在画面的一角时，可沿着下肢的弧度平行移动探头，从而在画面中央部位显示出血管。动静脉的区别是，探头轻轻加压时容易变形的管腔是股静脉。

确定了股动脉的位置后，将探头顺时针旋转90°可显示股动脉的长轴图像。从腹股沟韧带的起始部至远心端约5 cm处可见股动脉的分支处。分支后，基本上沿直线走行的是股浅动脉，马上向深部走行的是股深动脉。由于股浅动脉的远心端慢慢走向深部，所以有必要仔细调整探头的频率、深度、聚焦、增益等条件。

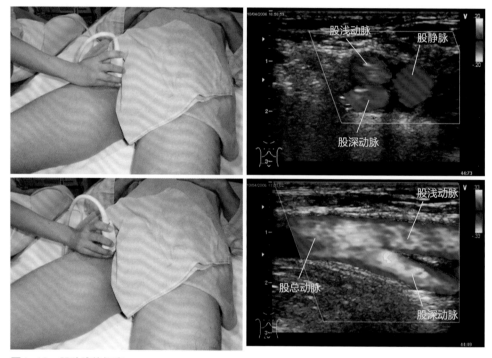

图4-12　股动脉的扫查

腹股沟韧带与收肌管裂孔

在说明股动脉的范围时，常用腹股沟韧带（髂外动脉与股动脉的分界）与收肌管裂孔（股浅动脉与腘动脉的分界）作为解剖学标志。但是，在声像图中腹股沟韧带的识别非常困难。重要的是要知道这些结构在声像图中的表现。

一般来说，髂外动、静脉在前后方伴行，但是，腹股沟韧带区域血管走行的空间狭小，在此处髂外动、静脉是横向并行。另外，收肌管裂孔处的股浅动脉穿过内收肌群筋膜离开收肌管的部位（可以看到动脉穿过筋膜离开的部位）也就是腘动脉移行的部位。

（三）腘动脉的扫查

检查时将患者膝关节稍稍向外屈曲，在下肢的内侧及腘窝后方进行检查。从内侧检查时腘动脉位于腘静脉的前方，从后方检查时，两者的位置表现正好相反，这点要注意（图4-13）。另外，在这个区域检查时患者采取俯卧位更有利于检查者操作及血管显示，但在实际工作中有许多患者不能承受俯卧位或不易改变体位，这时也可以在采取仰卧位时在小腿远心端垫上枕头，使膝部呈悬空状态，可以获得同样的检查效果。

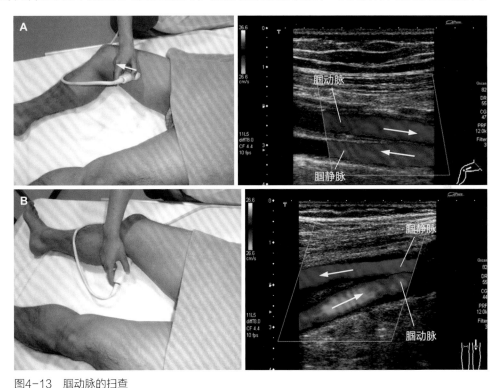

图4-13 腘动脉的扫查
A. 由下肢的内侧观察
B. 由腘窝的后方观察
由下肢内侧观察和由腘窝后方观察时，动脉与静脉的上下位置关系显示相反

（四）小腿部动脉的扫查

小腿部的血管管腔细（约2 mm），显示比较困难。在检查之前熟练掌握小腿部的血管解剖非常重要。小腿部的动脉分别在2支同名静脉之间走行。以伴行的静脉作为标记进行检查，可以确定动脉走行。另外，沿胫骨及腓骨的侧面进行检查可以比较容易扫查到小腿的动脉分支。

1. 胫前动脉的扫查

采取仰卧位，在小腿上部前面的胫骨与腓骨之间进行检查，可以显示由腘动脉分出的胫前动脉的起始部。当长轴切面不能确定血管时，在短轴切面的胫骨与腓骨之间可探及血管。为了避免漏诊可将探头慢慢顺时针旋转90°从而得到血管的长轴图像（图4-14）。如果在小腿上部没有探及血管，则可以在足背动脉触及搏动的部位显示血管，并由此向近心端逆行扫查。

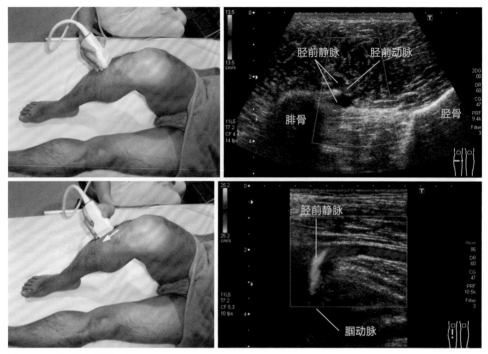

图4-14　胫前动脉的扫查

2. 足背动脉的扫查

患者采取仰卧位，屈膝，使足底紧贴床面，这样足背动脉比较容易显示。这个区域的血管位置较浅，适合选择高频率探头。在踝关节前方长轴切面观察，可显示与胫前动脉移行的足背动脉（图4-15）。如果不能显示足背动脉，则在触及动脉搏动的部位检查，就可以准确地显示血管。

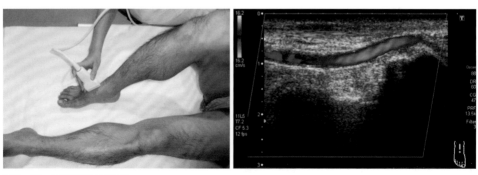

图4-15　足背动脉的扫查

3. 胫后动脉的扫查

患者采取仰卧位，小腿稍稍向外屈曲。在胫骨内侧约1 cm的后方可显示胫后动脉长轴图像。此时，探头沿着胫骨向小腿后方扫查可以得到清晰的图像（图4-16）。如果血管长轴图像不能清晰显示胫后动脉时，可以采用短轴断面检查胫骨后方的血管。另外，由于踝关节处胫后动脉在内踝后方的皮下走行，所以短轴切面容易显示，也可以从这个位置向胫后动脉的近心端移动进行检查。

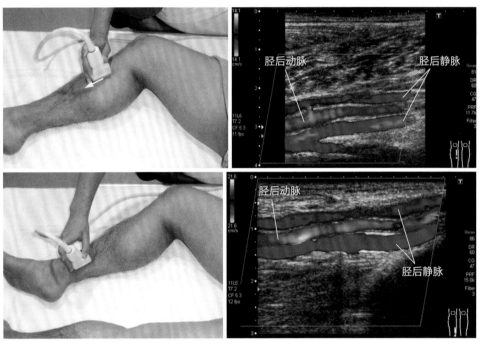

图4-16　胫后动脉的扫查

4. 腓动脉的扫查

患者采取仰卧位，小腿向内侧屈曲，也可以采取侧卧位。探头置于腓骨的外侧后方，沿腓骨下行（图4-17）。在扫查胫后动脉的近心端时，可显示在深处走行的腓动脉，两者同时检查可以提高效率。

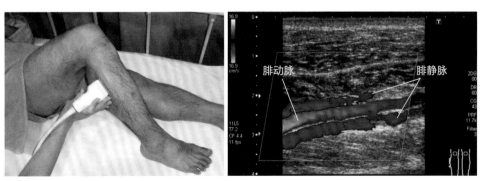

图4-17　腓动脉的扫查

检查时的肢体位置（图4-18）

在检查时，大多数患者的体位是腿部伸直的仰卧位。这个姿势不是不能检查，只是有许多病例扫查比较困难。检查的技巧是，如前文所述，膝部应稍稍屈曲，此时血管与肌肉的位置关系发生变化，血管比较容易显示。此外，使用防滑垫能有效地保证膝部保持屈曲的状态。

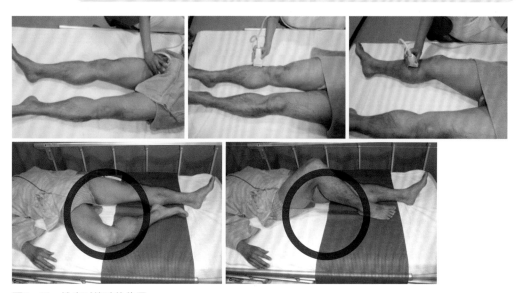

图4-18　检查时的肢体位置

四、超声观察及评估方法

（一）B超检查

1. 血管走行

检查是否有血管走行迂曲或外部病变的压迫。当血管走行呈明显的蛇行时，导管置入的可操作性大大降低（图4-19）。在确认血管的走行时，还要关注血管周围的情况。此时，深度的调节很重要，有时会忽略意想不到的异常情况。另外，偶尔也会发现很少见的股动、静脉的走行异常。

2. 血管管径

断层图像可以清晰地显示包绕在血管周围的外膜呈高回声水平。通常，血管管径的测量是测量血管外膜间的距离。动脉瘤的血管管径比正常时的管径明显增大，形态呈瘤状。另外，在行支架置入治疗时以及手术前，也有必要测量血管内径（图4-20）。

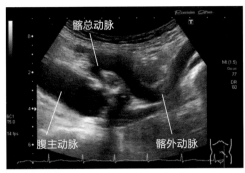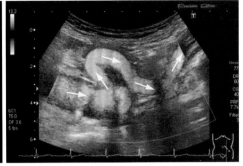

图4-19 血管走行

髂部动脉的走行表现为明显的迂曲

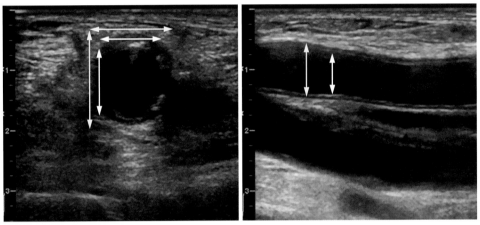

图4-20 血管管径测量

血管外径（黄箭头）与血管内径（白箭头）的测量

3. 血管壁的性状

动脉管壁分为内膜、中膜、外膜3层结构。但是与在断层图像中显示的3层结构（高回声、低回声、高回声）并不完全一致。正常的动脉壁表现为回声均匀，与内腔面的分界平滑。随着动脉硬化的进展，管壁的性状也发生变化（图4-21）。一般来说，机化的斑块及陈旧性血栓可见实性回声（echogenic）反射，而脂质成分较多的斑块及新鲜的血栓多表现为无回声（echolucent）。另外，血管壁表现为高度强回声时要怀疑钙化病变。

（二）彩色多普勒超声检查

1. 有无血流信号（判断有无闭塞）

通过观察血流信号、血流方向很容易判断血管有无闭塞，观察范围广的长轴切面更加适用。在没有血流信号的情况下，不能马上就判断这个部位的血管闭塞，而应确认彩色多普勒相关的条件设定是否合适。在完全闭塞时要检查远心端血管，确定再通的部位（图4-22）。

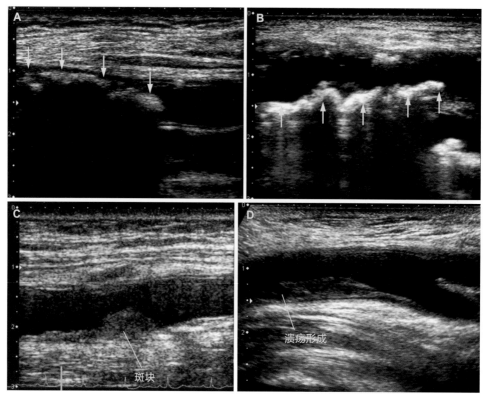

图4-21 血管壁的性状

A. 前壁侧的血管壁钙化，伴有声影（箭头所示为钙化）

B. 后壁侧的血管壁钙化，伴有声影（箭头所示为钙化）

C. 可见表现为均匀的等回声斑块

D. 可见表现为均匀的等回声斑块，伴有溃疡形成

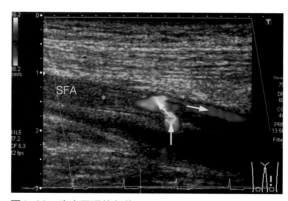

图4-22 确定再通的部位

股浅动脉（SFA）完全闭塞（*所示）。闭塞部位的远心端可见有一较粗的分支血管流入的血流信号。由于可见由这个位置流向远心端的血流信号，考虑此处为再通的部位（箭头表示血流方向）

2. 确认狭窄部位（狭窄的判断）

　　由于狭窄部位出现血流信号紊乱，因此可以观察到镶嵌状血流图像（图4-23）。狭

窄部位多为局限性，但也有同时存在多个狭窄部位的病例。

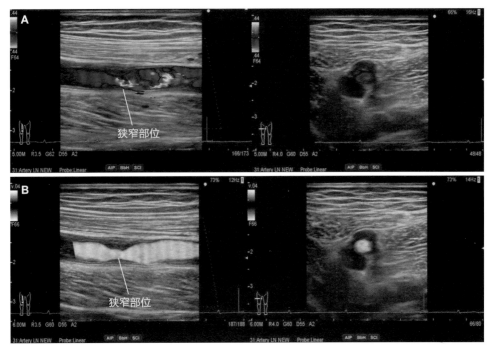

图4-23 确认狭窄部位

狭窄部位出现血流信号变窄，可以观察到镶嵌状血流图像。

A.彩色多普勒图像

B.高分辨率彩色多普勒表现

在狭窄部位能够清晰地显示时，可以计算出狭窄率。首先，要多个方向扫查，确认最狭窄的部位并进行测量（图4-24）。此时在彩色多普勒超声引导下测量并不困难，但要注意在显示血流信息有溢出时只能作为参考值[3]。另外，高分辨率彩色多普勒显示的分辨率及帧频较高，对于血管壁与血管内腔的区分有很大帮助。狭窄率分为管径狭窄率（由纵断面狭窄部与正常部位的管径计算得出）和面积狭窄率（由横断面狭窄部位的面积计算得出）。使用的是哪个狭窄率要注明，这点很重要。

管径狭窄率

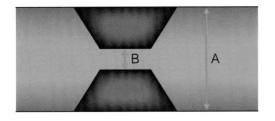

$$\frac{A-B}{A} \times 100\%$$

A.正常部位的内径

B.狭窄部位的内径

面积狭窄率

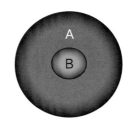

$$\frac{A-B}{A} \times 100\%$$

A.外侧的面积

B.内侧的面积

图4-24 狭窄率的计算方法

3. 判断血流方向

根据断面设定的不同，血流方向的颜色显示也会有所不同。重要的是，检查时要记住健侧血流方向。反向血流是侧支循环流经的血流信号，是提示近心端闭塞或重度狭窄的表现（图4-25）。

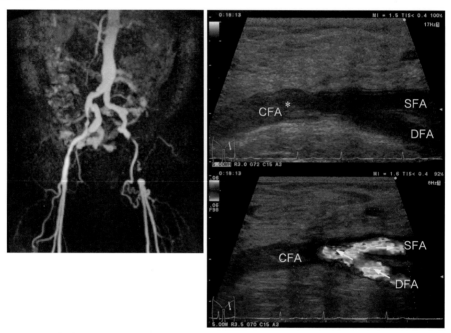

图4-25　血流方向

股总动脉（CFA）内血栓形成（*所示），可见血流消失的部位。可检出由深部逆行的血流信号，经过股深动脉（DFA）向股浅动脉（SFA）供给血液（箭头表示血流方向）

（三）脉冲多普勒超声检查

1. 收缩期最大血流速度及评估方法

（1）根据绝对值评估

正常人的下肢动脉血流中，收缩期最大血流速度（PSV）在1.0 m/s左右，不会超过2.0 m/s。PSV超过2.0 m/s时可以判断为血管狭窄（图4-26）。但是，这是以角度校正及其他条件都调节适当为前提。设定取样容积的大小时一般要略微小于测量部位的血管内径，而在狭窄处测量时要稍稍大于血管内径，这样比较容易得到最大血流速度。

要点提示

高速血流的测量

在测量高速血流时，可以更换为扇型探头，使用连续波多普勒测量（图4-27）。此时，为了尽量减小多普勒的入射角度，要注意探头的检查角度。在检查部位不适合使用扇型探头时，应提前根据位置和方向确定使用线阵型探头还是凸阵型探头。另外，在有些设备中，线阵型探头和凸阵型探头也具备连续波多普勒功能。

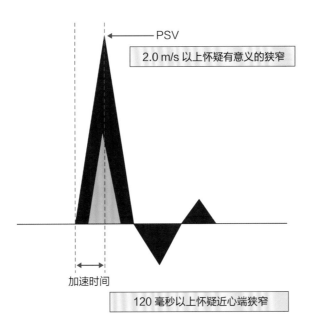

图4-26　PSV的评估方法

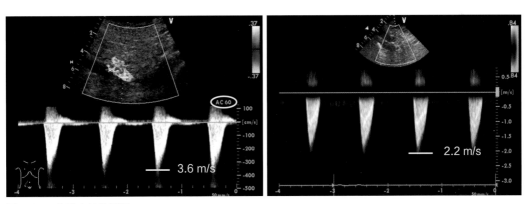

图4-27　高速血流的测量

脉冲多普勒的角度校正设定在60°时，可测量到3.6 m/s的高速血流信号。换用扇型探头，使用血流方向与超声波声束方向一致的连续波多普勒测量，可测得最大血流速度为2.2 m/s

PSV与狭窄率的关系

个人笔记

　　使用脉冲多普勒测量PSV时，估测的狭窄程度有偏大的倾向。通常，狭窄部的PSV在2.0 m/s时估测狭窄率约为50%，PSV在3.0 m/s时估测狭窄率约为70%。但是，根据PSV判断狭窄程度取决于病变的长度及病变部位的前后有无合并病变等，与血管造影不一定都有良好的相关性。因此，由PSV来判断狭窄的严重程度有一定的局限性。

（2）根据收缩期最大血流速度比（peak systolic velocity ratio，PSVR）评估

当近心端血管重度狭窄或闭塞时，在其远心端的狭窄部的血流速度可能达不到

2.0m/s，这时可测量狭窄部近心端的PSV，计算出两者比值推断狭窄率（图4-28）。一般来说，PSVR为2.0时狭窄率在50%以上，PRVR为4.0时狭窄率在75%以上（表4-5）[6]。

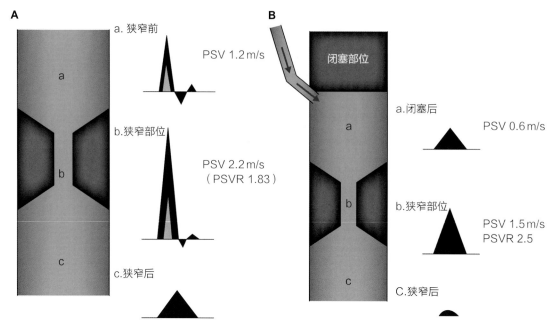

图4-28　根据PSVR评估狭窄

A．由于狭窄部位的PSV大于2.0m/s，怀疑管腔狭窄

B．在闭塞部位的远心端有侧支循环流入而再通。由于闭塞后的血流速度明显减低，远心端狭窄部并不表现为高速血流。此时，即使b处的PSV小于2.0m/s，也比PSVR在2.0以上怀疑狭窄更有意义

表4-5　远心端动脉狭窄的判断标准

狭窄	管径狭窄率	血流频谱形态	湍流	PSVR
正常		三相性	无	无变化
轻度	1%～19%	三相性	无	< 2:1
中度	20%～49%	二相性	有	< 2:1
重度	50%～74%	单相性	有	> 2:1
	75%～89%	单相性	有	> 4:1
	90%～99%	单相性	有	> 7:1

2. 血流频谱形态及评估方法

（1）根据血流频谱形态及分类评估

将各个部位检出的血流频谱形态分成4型，根据这个分型来评估狭窄程度的方法被广泛使用（图4-29）。正常的血流频谱形态为D-1型，收缩期急剧上升，形成峰值后下降并表现为伴有反向血流的波形，然后为持续的柔和的正弦波。据平井等人报道，如果腘动脉表现为这种波形，表示从腘动脉至近心端血管没有超过50%的狭窄或闭塞的病

变。此外，如果收缩期的上升速度变慢，表现为没有形成峰值的D-3、D-4型时，怀疑近心端血管有重度狭窄或闭塞[7]。利用这个血流频谱形态的分类，可以集中检查重点部位，提高检查效率。但是，在侧支循环非常丰富的闭塞病例中要特别注意。

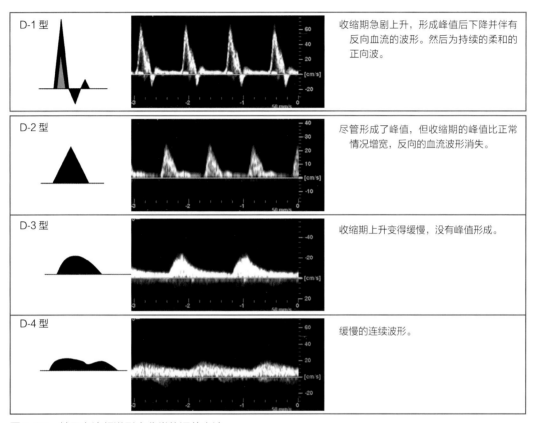

图4-29 基于血流频谱形态分类的评估方法

D-1 型：收缩期急剧上升，形成峰值后下降并伴有反向血流的波形。然后为持续的柔和的正向波。

D-2 型：尽管形成了峰值，但收缩期的峰值比正常情况增宽，反向的血流波形消失。

D-3 型：收缩期上升变得缓慢，没有峰值形成。

D-4 型：缓慢的连续波形。

个人笔记

血流频谱形态的分类与远心端病变

颈动脉超声检查显示舒张期血流速度减低时，意味着远心端血管的阻力增大，考虑远心端血管存在病变。但是，在下肢动脉可以推断检查部位至近心端血管存在狭窄或闭塞性病变，而判断远心端血管是否存在病变往往非常困难。原因是下肢血管的分支较多，如果一支血管闭塞而另一支血管通畅，则对血流频谱形态影响不大。另外，与侧支循环比较丰富也有关系。但是，当检查部位至近心端没有异常而"血流速度减低"及"上升时间缩短"时，应该检查远心端血管有无病变。

（2）根据加速度时间评估

加速度时间是指血流频谱的收缩期从上升到达峰值的时间，可推断测量部位至近心端是否存在病变。正常人的血流频谱收缩期急剧上升，加速度时间在100毫秒左右（图4-26）。加速度时间大于120毫秒时要怀疑检查部位至近心端有狭窄性病变[1,3]。

在充分休息状态下检查

为了准确地评估血流速度，要在充分休息的状态下进行检查。若运动后立即检查，血流频谱的收缩期上升时间会延长，表现为狭窄后模式[8]。尤其是怀疑严重狭窄缺血的病例，行走后必须要休息10~15分钟。为了避免行走后立即检查，有必要在检查室准备轮椅。

（四）筛查与精细检查

下肢动脉由髂部至足部检查的范围较长，对于所有病例都行全程检查效率很低，要花费大量时间。首先，要确定申请单是"初步筛查"还是治疗后的"精细检查"。其次，取得体格检查所见资料，确定集中需要重点检查的部位再开始检查。

1. 初步筛查（图4-30）

初步筛查不是观察整个下肢动脉，而是观察腹股沟部（股动脉）、腘窝部（腘动脉）和足部（胫后动脉与足背动脉）等3个部位，并记录各部位的血流频谱形态，判断有无异常[3]。

如果不存在狭窄性病变，各部位的血流频谱形态表现为D-1型（正常波形）。如果频谱形态发生很大变化，有必要对检查部位至近心端进行检查。当D-1型和D-2型难以鉴别时，考虑使用前文所述的加速度时间。

（1）腹股沟部扫查

当股总动脉的血流频谱形态表现为D-1型时，可以判断检查部位至近心端没有有意义的狭窄及闭塞，可继续进行腘窝部检查。当股总动脉表现为D-1型以外的波形时，考虑为近心端的病变，要仔细检查髂部动脉区域。

双侧血流速度减低

在双侧股动脉血流速度均减低的病例，要怀疑髂部动脉的狭窄与闭塞病变。但是，如果这个部分没有检出病变，则有必要检查腹部、胸部以及心脏。可引起腹部血管闭塞的Leriche综合征、伴随异型主动脉缩窄的大动脉炎、重度主动脉瓣狭窄等，也可引起双侧下肢动脉血流速度减低。在没有特定原因的病例中，要考虑到各种病理状态并进行检查。

（2）腘窝部扫查

当腘窝部血流频谱形态表现为D-1型时，股浅动脉的检查可以省略。当表现为D-1型以外的形态时，有必要从股浅动脉的起始部至腘窝部进行检查。

（3）足部扫查

在足部确认胫后动脉及足背动脉的血流频谱形态。在腘窝部至末梢的下肢动脉分支，仅仅靠足部的血流频谱形态通常很难做出正确的诊断，在体格检查怀疑有病变时，需要进行全程血管扫查。

A. 腹股沟部

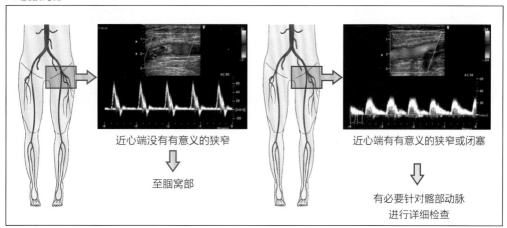

B. 腘窝部

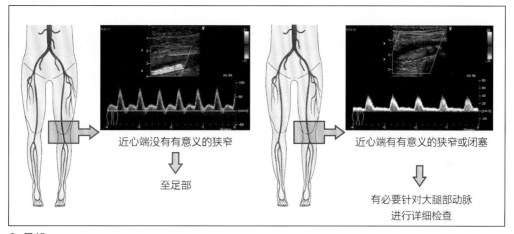

C. 足部

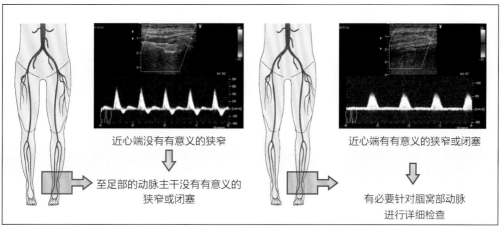

图4-30 下肢动脉的筛查

自身对比

当不存在狭窄性病变时，各部位的血流频谱形态没有大的改变。当全程检查下肢动脉时，可显示腹股沟及腘窝部等各个部位的血流频谱形态，通过自身的对比可再确认一下检查部位的血流频谱形态是否正常。确认血流频谱形态，对于筛查和精细检查都非常重要。

局部狭窄与连续狭窄

管腔局部狭窄时，随着血流速度的增高将产生湍流，狭窄远心端的血流频谱形态发生变化。当管腔慢慢地变窄，血管内径有一定程度的狭窄时，可以见到血流速度增快，但很少发生湍流，对血流频谱形态的影响也较小。特别是股浅动脉及足背动脉可能出现这种现象。因此，在血流频谱形态正常但血流速度较近心端升高时，要注意观察（图4-31）。

局部狭窄：随着血流速度的增高，远心端的血流频谱形态发生变化。

连续狭窄：血流速度增高，但对血流频谱形态影响较小。

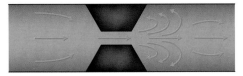 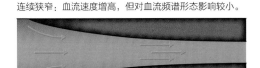

图4-31　局部狭窄与连续狭窄

2. 精细检查

在筛查中发现异常区域时，或者根据体格检查所见怀疑肢体存在病变时有必要做精细检查。通常，动脉硬化闭塞症的精细检查多为对整个下肢血管进行检查，需要付出时间和体力。与心脏及消化系统的断层超声、彩色多普勒超声、脉冲多普勒超声检查顺序有所不同，下肢动脉检查需要在彩色多普勒超声的引导下确定血管，得到血流信息后由近心端向远心端进行检查，每次根据需要追加脉冲多普勒超声检查。

当出现血流信号变窄及镶嵌状血流信号，怀疑动脉狭窄时，需测量PSV。下肢动脉的PSV大于2.0 m/s时，考虑狭窄率超过50%。当没有检出血流信号时，要怀疑血管闭塞。血管闭塞时必须确定再通部位，明确再通的位置及与病变的距离非常重要。

泛大西洋协作组织（Trans Atlantic Inter-Societal Consensus，TASC）

2000年TASC发行了周围动脉疾病的国际诊断指南。2007年和2013年分别根据最新的文献及指南进行了修订（TASC Ⅱ 和TASC Ⅲ）并在临床广泛应用。尤其是TASC分类在外科进行血行再造术与内科（血管内）治疗策略的选择方面具有决定性意义，在进行超声检查时，牢记TASC分类非常重要（表4-6）[9]。

表 4-6　TASC 分类[9]

━━━ 股动脉至腘动脉病变的TASC分类 ━━━

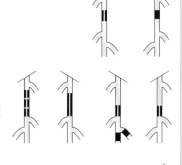

A型病变：选择血管内治疗
- 10 cm以下的狭窄
- 5 cm以下的闭塞

B型病变：通常选择血管内治疗，但科学依据并不充分
- 多发病变（狭窄或闭塞），每处病变≤5 cm
- 不包括腘动脉在内的≤15 cm的单独狭窄或闭塞
- 为了改善远心端旁路血流的流入，胫后动脉不连续的单独或多发的病变
- 重度钙化闭塞≤5 cm
- 单独的腘动脉狭窄

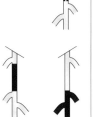

C型病变：通常选择外科治疗，但科学依据并不充分
- 有或没有重度钙化，全程≥15 cm的多发性狭窄或闭塞
- 经过2次血管内治疗后，需要治疗的复发性狭窄或闭塞

D型病变：选择外科治疗
- 股总动脉或股浅动脉（＞20 cm，包括腘动脉）的慢性完全性闭塞
- 腘动脉及邻近的3个分支血管的慢性完全性闭塞

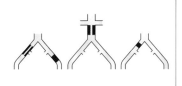

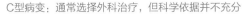

━━━ 主动脉至髂部动脉病变的TASC分类 ━━━

A型病变：选择血管内治疗
- 髂总动脉一侧或双侧狭窄
- 髂外动脉一侧或双侧较短的（≤3 cm）单独狭窄

B型病变：通常选择血管内治疗，但科学依据并不充分
- 肾动脉以下的较短的主动脉狭窄（≤3 cm）
- 一侧髂总动脉闭塞
- 未累及股总动脉的髂外动脉 3～10 cm的单独或多发狭窄
- 不包括髂内动脉或股总动脉起始部的一侧髂外动脉闭塞

C型病变：通常选择外科治疗，但科学依据并不充分
- 双侧髂总动脉闭塞
- 未累及股总动脉的3～10 cm的双侧髂外动脉狭窄
- 累及股总动脉的一侧髂外动脉狭窄
- 累及髂内动脉及（或）股总动脉起始部的一侧髂外动脉闭塞
- 累及髂内动脉及（或）股总动脉起始部或不含起始部的重度钙化的一侧髂外动脉闭塞

D型病变：选择外科治疗
- 肾动脉以下的主动脉及髂部动脉闭塞
- 主动脉及双侧髂部动脉的弥漫性狭窄
- 一侧髂总动脉、髂外动脉及股总动脉的弥漫性狭窄
- 延伸到髂总动脉、髂外动脉两者的一侧闭塞
- 双侧髂外动脉闭塞
- 腹主动脉瘤或主动脉及髂部动脉需要手术治疗
- 其他病变伴髂部动脉狭窄

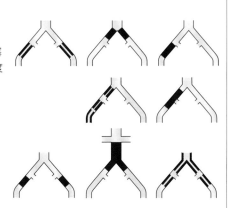

4

第四章　下肢动脉超声

五、代表性疾病与典型声像图表现

（一）动脉硬化闭塞症

动脉硬化闭塞症是指由于动脉硬化（粥样硬化）时以脂肪为主的粥样物质在动脉壁的内膜沉着，缓慢进展引起动脉的内腔狭窄导致动脉血流障碍的状态[10]。

这个病变多发生在血流发生变化的动脉分叉处、腹股沟韧带处、大腿内侧的收肌管下端等受到生理性压迫的部位。血管内径发生50%以上的狭窄时可出现间接性跛行、麻木、发冷等下肢缺血的症状。

超声检查的评估要点

要了解有无动脉狭窄及闭塞、病变的程度及长度、病变部位的血管壁性状及血管内腔的状态、血管内径等。另外，评估非病变部位的远心端血流的情况及路径也很重要，因为这些信息可为选择治疗方法及判断治疗效果提供重要依据。

1. 髂总动脉闭塞的病例（图4-32）

从腹主动脉至左侧髂总动脉可以观察到血流信号，而右侧髂总动脉内未见血流充盈。为了显示再通部位，利用彩色多普勒超声从确认血管闭塞处开始，慢慢向远心端移动即可确定。这时，不仅要观察有无血流信号还要留意血流的方向。在本病例中髂内动脉的血流方向为反向，是作为代偿向髂外动脉流入所致。

消化道内气体较多、肥胖及血管重度钙化的患者，髂部及大腿部的血管难以全程显示。这时，如果能观察到各个分支部位，就可判断闭塞的位置。这是因为闭塞病变多发生于血流发生变化的分支部位，直至下一个分支间发生闭塞的情况也比较多[11]（图4-33）。另外，双侧髂总动脉均未显示血流信号时，要怀疑Leriche综合征，确认腹主动脉的通畅情况非常重要。

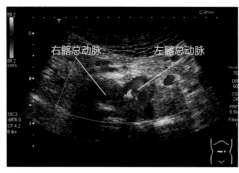

图4-32　髂总动脉闭塞的病例

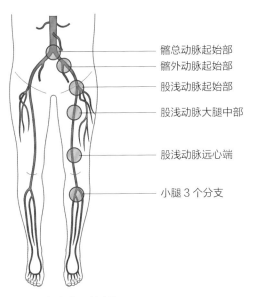

图4-33　闭塞范围的判断

如果能观察到各个分支部位，就可以推断出闭塞的位置

图中标注（自上而下）：
- 髂总动脉起始部
- 髂外动脉起始部
- 股浅动脉起始部
- 股浅动脉大腿中部
- 股浅动脉远心端
- 小腿3个分支

2. 髂动脉狭窄的病例（图4-34）

　　如果在髂总动脉远心端观察到管腔变细及镶嵌状血流信号，则怀疑管腔狭窄。在这个病例中，将彩色多普勒的增益稍稍下调而流速范围上调检查会比较容易。由于脉冲多普勒测量PSV大于2.0 m/s（有角度校正），因此改用扇型探头的连续波多普勒功能（无须角度校正）测量PSV。测量血流速度时需要注意角度校正到最小角度的方向进行测量。在由得到的血流信号判断为有意义的狭窄后，再用B超观察血管壁的性状。

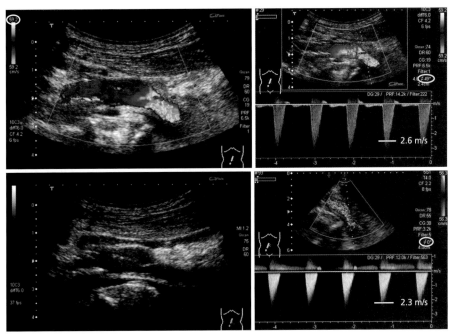

图4-34　髂总动脉狭窄的病例

血管壁钙化（图4-35）

当血管前壁伴有钙化时，由于声影的影响在血管腔内显示非常困难。另外，由于血流信号也不能显示，狭窄的程度无法判断。在这个病例中，可根据病变部位前后的血流频谱形态变化来判断狭窄的程度。钙化病变远心端相邻部位的血流频谱形态与近心端的频谱形态比较无明显变化时，说明这个部位的狭窄率较低。本病例中的血流频谱形态有明显改变、PSV增高，可以判断有明显狭窄。

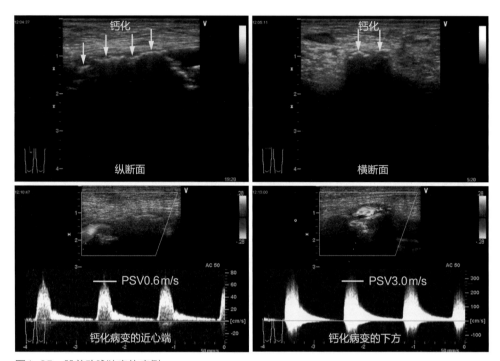

图4-35　股总动脉狭窄的病例

由于股总动脉的前壁发生钙化，产生声影，血管内的观察非常困难。钙化处后方血管表现为PSV为3.0 m/s的高速血流信号，PSVR为5.0，说明有75%以上的狭窄（表4-5）

3. 股浅动脉闭塞的病例（图4-36）

当股浅动脉的远心端没有发现血流信号时，可诊断为完全闭塞。通常，闭塞部位的近心端可以见到分支血管丰富的血流信号，多为血流速度增高。为了确定再通位置，应在闭塞血管的远心端观察，检测流入动脉的分支血管。在局限性闭塞的病例中，在二维切面图像上可以测量闭塞的长度，但在病变范围较广的情况下，可在体表标记闭塞范围再进行测量。

当股浅动脉闭塞时，病变范围广的病例多数是旁路手术的适应证。用二维切面图观察闭塞处近心端与远心端的血管壁性状。对于钙化比较严重的病例，行移植吻合手术多数比较困难。另外，旁路术后移植部位的通畅情况取决于远心端血管灌注的情况，所以在术前了解远心端血管的通畅情况对手术后的疗效非常重要。

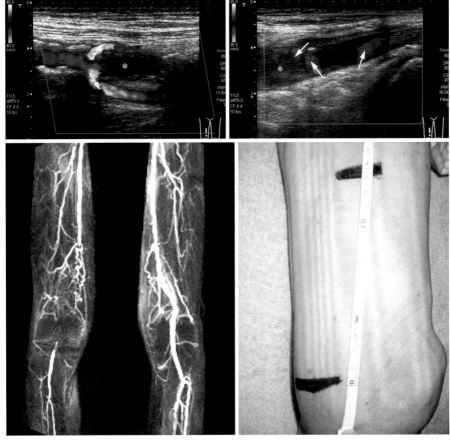

图4-36 股浅动脉闭塞的病例

股浅动脉远心端没有探及血流信号，诊断为完全闭塞。在闭塞处的近心端可见较粗大的分支血管。为了确定血管再通的位置，在扫查腘动脉时可见数个旁路血管流入腘动脉。闭塞范围的长度约为14 cm（*表示完全闭塞的部位，箭头表示旁路的血流方向。）

（二）急性动脉闭塞症

患者有突发下肢缺血症状的主诉，与慢性动脉闭塞症比较容易鉴别。急性动脉闭塞症是动脉硬化症急性加重形成的血栓堵塞动脉；或者房颤及心肌梗死合并血栓形成的栓子堵塞末梢小动脉的动脉血栓症。患肢长时间持续缺血可引起肢体坏死。

超声检查的评估要点

动脉血栓多发生于大腿、腘窝、髂部及主动脉，以有症状的下肢动脉分支处为中心进行检查。在二维声像图上闭塞部位多呈低回声，检查时要注意观察。彩色多普勒超声表现为血流信号突然中断，闭塞处近心端可见有搏动性的血流冲击表现。另外，由于突然发病，侧支循环缺乏，多表现为闭塞处近心端的血流速度减低，血流持续时间缩短（图4-37）。

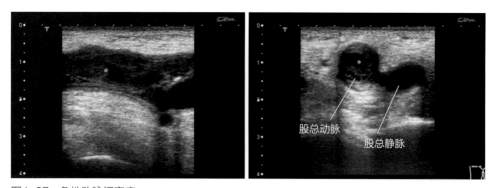

图4-37 急性动脉闭塞症

股总动脉内表现为基本均匀的血栓样回声（*表示血栓）。动脉硬化病变并不严重，诊断为伴发急性下肢动脉缺血症状的急性动脉闭塞症

急性主动脉夹层

一般来说，表现为突发的胸背部疼痛及意识丧失时要考虑急性主动脉夹层。但是，有些患者没有胸背部疼痛的表现，而表现为下肢动脉缺血的症状。当有急性下肢动脉缺血的表现时，也有可能是髂部动脉的真腔受假腔压迫引起闭塞所致。当夹层累及远心端动脉时，要确定进展的范围、鉴别真腔与假腔、明确有无血流信号等。尽管主动脉夹层可向双侧髂部动脉进展，但以向左侧髂部动脉进展的病例多见（图4-38）。

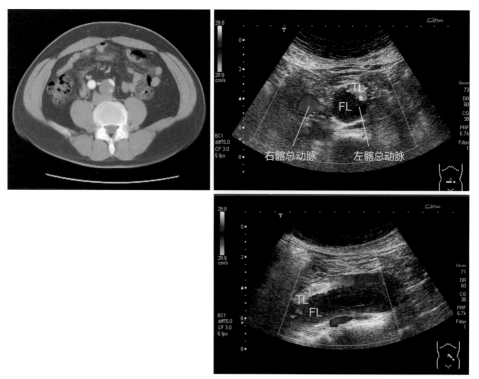

图4-38 腹主动脉夹层向髂总动脉进展的病例

左髂总动脉管径增宽，处于动脉夹层的进展期。真腔（TL）内可见血流信号，而假腔（FL）内为血栓样表现

（三）血栓闭塞性脉管炎

血栓闭塞性脉管炎（thromboangiitis obliterans，TAO）原因不明，发病年龄多在40岁以下，吸烟的男性高发。与动脉硬化症不同，病变主要发生在四肢的远心端中小动脉。典型症状为手足冰凉、雷诺症状、感觉异常、疼痛等。手足多表现为发绀样改变，这点可以与动脉硬化症（皮肤进行性苍白）相区别。

超声检查的评估要点

本病很少发生在髂部动脉及股动脉，也很少伴有动脉硬化病变及血流速度的改变，多发生在小腿以下的远心端中小动脉，闭塞样病变是特征性表现。在确定了小腿3支动脉血流后，还应检查其周围走行的侧支循环，这点非常重要。螺旋状血流信号是本病的特征性超声表现（图4-39）。

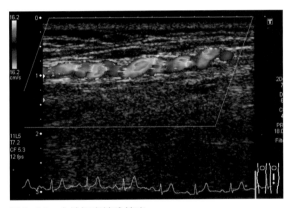

图4-39　血栓闭塞性脉管炎
小腿部动脉内可见螺旋状血流信号

（四）Leriche综合征

Leriche综合征是从腹主动脉远心端至双侧髂部动脉近心端闭塞所引起的临床症状的总称。病理组织学中表现为动脉炎、血栓形成。如果有年轻患者发病，并以双下肢缺血的症状为主诉，要怀疑本病。另外，男性还会伴发阴茎的勃起障碍。虽然超声检查可以对本病做出诊断，但在确定治疗方针前要进行血管造影检查。

超声检查的评估要点

彩色多普勒超声由近心端开始检查，根据血流信号中断即可诊断血管闭塞。此时，要特别注意检查时应调低流速范围。另外，当主动脉周围的分支血管扩张且可以观察到血流信号时，可以确定侧支循环的流入部位（图4-40）。

在进行下肢动脉超声检查时，双侧股动脉流速减低不能只怀疑髂部动脉闭塞，本病也是要考虑的原因之一，因此有必要进行腹主动脉的检查。

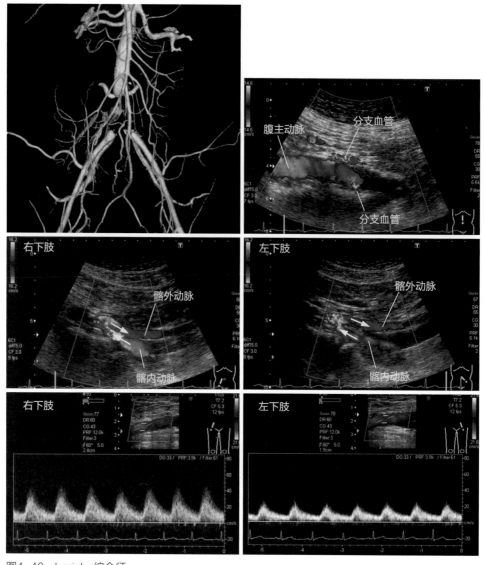

图4-40　Leriche综合征

腹主动脉的远心端未检出血流信号，诊断为闭塞。在腹主动脉周围发现血管扩张，提示为侧支循环形成。双侧髂内动脉血流方向均为反向时，诊断为髂外动脉再通。双侧股动脉的血流速度明显减低，收缩期上升支时间延长，呈狭窄后模式

（五）腘动脉外膜囊肿

　　腘动脉外膜囊肿是发生在血管外膜的囊肿，由外部压迫血管腔而引起血流障碍的疾病。它是比较少见的疾病，仅仅进行血管造影不能与动脉硬化性疾病相鉴别。作为需要与动脉硬化闭塞症相鉴别的疾病，必须了解它。

　　超声检查的评估要点

　　在二维超声检查时可见由外部到压迫血管腔内的低回声囊性瘤。由于瘤压迫腘动脉，管腔内表现为镶嵌状狭窄血流信号。如果脉冲多普勒测量PSV大于2.0m/s时，与动

脉硬化闭塞症一样，可诊断为血管狭窄。另外，由于与动脉夹层的切面图类似，所以确认没有与瘤相通的血流信号很重要（图4-41）。

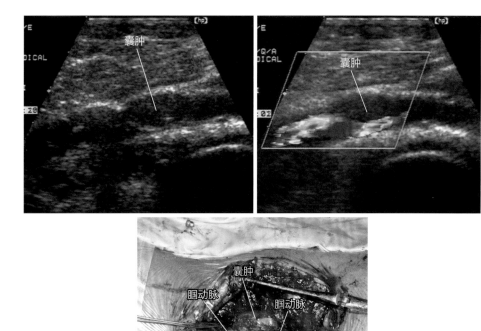

图4-41　腘动脉外膜囊肿
腘动脉旁可见低回声瘤样病变，血管受压。彩色多普勒显示血流信号变窄。未检测到与瘤内部相通的血管

（六）周围血管动脉瘤

在临床上周围血管动脉瘤相对于胸部及腹部的动脉瘤比较少见，而且几乎没有生命危险，多无明显临床症状。瘤体内部常常发生血栓，有时可能会引起局部动脉的栓塞。常常因触及搏动性的肿块而做检查时发现。

超声检查的评估要点

二维声像图表现为动脉的局限性扩张，内部可见附壁血栓及血液滞留。彩色多普勒超声在瘤体内部可见血流信号。观察动脉瘤的最大内径、瘤体的长度、到血管分支处的距离、瘤体内部状态及有无血栓形成都非常重要。周围血管动脉瘤可以单发，也可与其他部位（发生率由高到低依次为髂总动脉、髂内动脉、股深动脉及腘动脉）的动脉瘤合并发生，所以要以关节屈曲的部位为重点进行检查。双侧腘动脉瘤合并腹主动脉瘤的发生频率较高，股浅动脉及胫动脉的管径有增宽的倾向（图4-42）。

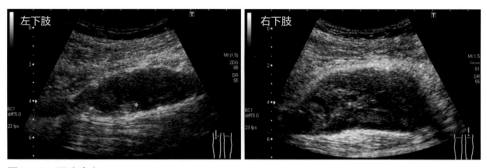

图4-42 腘动脉瘤

双侧腘动脉呈纺锤样扩张。右下肢腘动脉内血栓形成、管腔闭塞，左下肢腘动脉内可见附壁血栓形成（*表示血栓形成）

腘窝囊肿（贝克囊肿）

在腘窝发现瘤状回声时，要怀疑腘动脉瘤或腘窝囊肿。腘动脉瘤在腘窝关节处可触及搏动性包块，并与血管相连。而腘窝囊肿表现为近似无回声的低回声瘤样包块，部分延伸至膝关节腔（图4-43）。单纯使用B超即可鉴别两者，但检测血流信息更有助于诊断。在病理学上，腘窝囊肿是发生在股骨髁（膝关节部）内后侧的腓肠肌腱与半膜肌腱之间的滑膜囊肿。腘窝囊肿是由于滑膜囊壁的无菌性炎症等引起滑囊液体异常潴留的状态，多见于风湿性关节炎及变形性膝关节病等关节疾病。无症状时患者的主诉多为膝关节肿胀、不适等，此时可以不予治疗，出现症状后再进行治疗。

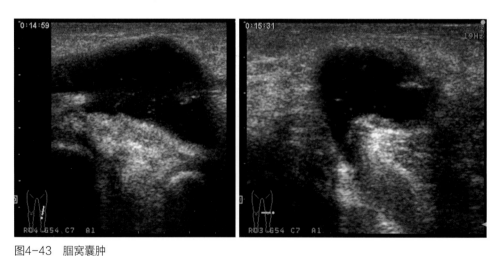

图4-43 腘窝囊肿

膝关节处可看到近似无回声的低回声瘤样病变。可见其与血管壁不连续，而是与腘窝部的膝关节腔相连续。这是腘窝囊肿的特征性所见

（七）假性动脉瘤与动静脉瘘

这两种疾病的病因多为医源性，所以在第六章作为穿刺的并发症进行讨论。

六、临床常用治疗方法及评估

　　运动疗法、药物疗法、动脉硬化危险因素的控制治疗是针对所有动脉硬化闭塞症的治疗手段。一般来说，严重的间歇性跛行，以上方法治疗无效时要考虑行血行再建术。血行再建术包括血管内治疗［如狭窄处血管的经皮腔内血管成形术（percutaneous transluminal balloon angioplasty，PTA）］及外科血行再建术（如闭塞处血管的分流手术）。每个手术的适应证都以治疗指南为基础，以患者的风险及手术效果等综合考虑来决定[5, 9]。

（一）血管内治疗后的评估

　　血管内治疗包括血管扩张术、支架置入术、经皮腔内斑块旋切术、激光治疗、切割球囊、热血管成形术、纤维蛋白分解术（溶栓术）等，这里仅说明支架置入术后的评估。

　　二维超声检查可以见到支架显示为线状结构的高回声，探头前后倾斜可以看到支架呈网状（图4-44）。因此，即使透声不好的病例，支架也比较容易识别。

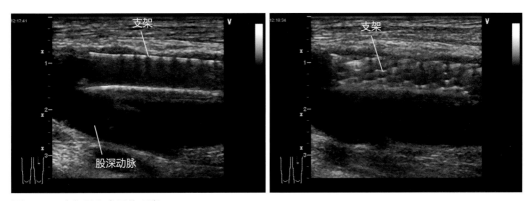

图4-44　支架置入术后的观察

支架显示为线状结构的高回声，探头前后倾斜可以看到支架呈网状。因此，即使透声不好的病例，支架也比较容易识别

　　二维超声检查可以观察到支架的内径、形状及内部回声，内径变小及多重反射比较强的病例可以仅评估血流信息。利用彩色多普勒超声观察血流情况，判断有无狭窄及闭塞（图4-45）。测量支架内部的近心端、中段及远心端的血流速度。PSV大于2.0 m/s或者PSVR大于2.0时，怀疑支架内狭窄（图4-46）。另外，PSV大于3.0 m/s或者PSVR大于3.5时，通常要进行再次治疗。

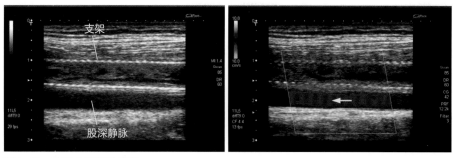

图4-45 支架内闭塞的病例

二维图像显示支架内部混杂着高回声及低回声的血栓样回声。彩色多普勒超声可显示低速静脉样血流信号，支架内部未检测出血流信号，诊断为完全闭塞（箭头表示血流方向）

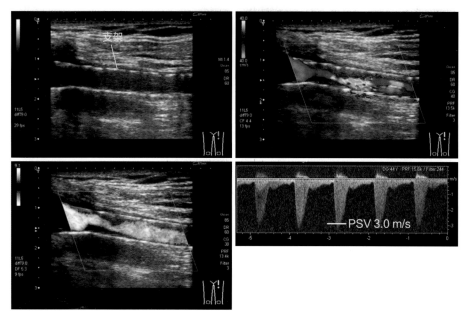

图4-46 支架内狭窄的病例

二维图像显示支架内部回声不清晰，很难判断是否通畅。同时应用彩色多普勒超声及动态血流检测可清晰显示支架内部血流状态，可确定狭窄部位。因为PSV为3.0 m/s，所以诊断为有意义的狭窄

（二）外科血行再建术后的评估

外科血行再建手术包括分流术及血栓内膜切除手术。分流术根据闭塞部位的不同而使用不同的手术方式，使用的移植物也根据吻合部位的不同而不同，因此在检查之前了解手术方式是非常重要的。

在移植人工血管的病例常常发生人工血管吻合口部的狭窄，测量近心端与远心端的血流速度非常重要。尤其是远期的闭塞原因，多为远端吻合口部的内膜增厚，所以要仔细观察血管壁的性状。如果吻合口部的位置较深而不能清晰显示，使用低频的凸阵型探头效果比较好。另外，吻合口部也会发生假性动脉瘤及人工血管周围脓肿，因此不能只关注人工血管内部，还必须注意观察其周围的情况（图4-47）。

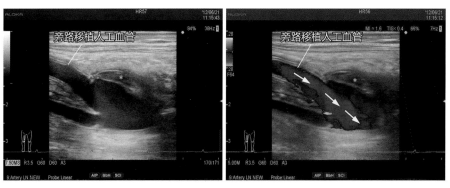

图4-47　F-P分流术后的吻合部瘤

旁路移植人工血管与腘动脉的吻合部的前方可见一低回声瘤样病变。彩色多普勒图像中可见由人工血管流入瘤样病变内的镶嵌状血流信号，诊断为人工血管吻合部的假性动脉瘤（*表示血栓，箭头表示血流方向）

　　实施自体静脉移植术的病例，除上述吻合口病变，还可出现自体静脉移植血管的内膜增厚及静脉瓣膜处狭窄，所以要注意仔细观察移植血管内部（图4-48）。另外，原位血管移植分流术时动静脉瘘的评估也非常重要。

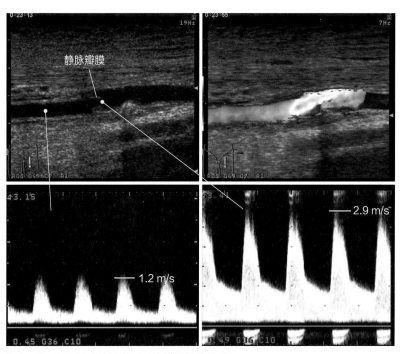

图4-48　自体静脉移植术后静脉瓣膜处的狭窄

二维图像在移植的自体静脉内可见静脉瓣膜。彩色多普勒显示高速的血流信号。与近心端的PSV 1.2 m/s对比，静脉瓣膜处的流速明显增高约2.9 m/s

要点提示

全景成像

　　血管超声与其他影像诊断相比，缺点是难以将血管的完整图像展现给检查者以外的人。如果想将一张完整的图像传给申请检查的临床医师，可以将连续记录的静止画面合成为一张完整的图像，这就是全景成像（图4-49）。

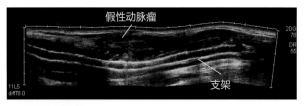

图4-49 支架周围的感染性假性动脉瘤

股浅动脉内支架置入术后。支架周围可见范围较大的假性动脉瘤。最大径位于支架的中部，内部表现为不均匀低回声及等回声。在同一部位可观察到瘘口

个人笔记

自体静脉移植术

由腘动脉至远心端的分流术，由于人工血管的治疗效果不佳，临床上常常采用自体静脉移植的分流手术。

反向静脉移植术（reversed vein graft）：截取自体静脉，将静脉近心端与远心端逆向与动脉吻合。

原位静脉移植术（in situ vein graft）：不截取自体静脉，结扎静脉的分支并切除静脉瓣膜，将近心端的动静脉与远心端的动静脉相吻合。这个手术方式适用于小腿末端无管径差别的分流吻合术。

参考文献

[1] 尾崎俊也，浅岡伸光. 四肢动脉. 血管超音波テキスト. 医歯薬出版；2005. p.57–85.

[2] 三井信介. 超音波検査に必要な末梢动脉の解剖，末梢动脉疾患と超音波検査の進め方・評価，超音波エキスパート. 2009; 9: 44–52.

[3] 松尾　汎，松村　誠，小田代啓太，他. 超音波による大动脉・末梢动脉病变の標準的評価法（案），超音波医学. 2012; 39（2）：147–68.

[4] 山本哲也，松村　誠. 下肢动脉エコー. 重松宏，松尾　汎，編. 下肢動静脈エコー実践テキスト. 南江堂；2008. p.60–110.

[5] 末梢閉塞性动脉疾患の治療ガイドライン. Circulation Journal. 2009; 73（Suppl. III）.

[6] Guidelines for Noninvasive Vascular Laboratory Testing: A Report from The American Society of Echocardiography and the Society of Echocardiography and the Society of Vascular Medicine and Biology. 2006.

[7] 平井都始子，大石　元，吉川公彦，他. 各血管別正常像および画像のみかた—四肢动脉. Medical Technology. 1997; 25: 451–70.

[8] 佐藤　洋. 下肢动脉エコーの撮り方と報告書の記入. 心エコー. 2005; 10: 862–74.

[9] Norgren L, Hiatt WR, Dormandy JA, et al. Inter-society consensus for the management of peripheral arterial disease（TASC II）. J Vasc Surg. 2007; 45（Suppl S）：S5–67.

[10] 重松　宏，松尾　汎. 閉塞性动脉硬化症診療の実際. 末梢循環障害の診療指針. 文光堂；p.1–100.

[11] 久保田義則. 下肢动脉超音波検査の進め方と計測方法，Medical Technology別冊超音波エキスパート. 医歯薬出版，2004; 1: 75–82.

第五章

下肢静脉超声

一、下肢静脉的解剖

下肢静脉分为深筋膜下走行的深静脉和在皮下、浅筋膜表面或浅筋膜下走行的浅静脉，以及连接深、浅静脉的穿静脉（交通支）。正常时血流由浅入深，由远心端流向近心端，为了防止血液反流通常静脉腔内有二叶瓣膜。

（一）深静脉的解剖

小腿深静脉起于足底收纳回心血液，包括胫前静脉、胫后静脉、腓静脉及在肌肉间走行的腓肠静脉和比目鱼肌静脉，引流小腿血液汇合成腘静脉[1,2]（图5-1）。腘窝至远心端的深静脉成对出现并与同名动脉伴行，腘静脉移行为股浅静脉。在股浅静脉的后方有股深静脉汇入为股静脉，在腹股沟韧带下方移行为髂外静脉，与髂内静脉汇合成为髂总静脉。在学习解剖学时，不能只记住血管的名称，还要充分理解静脉与骨骼、肌肉及动脉的位置关系，掌握各血管的走行也非常重要。

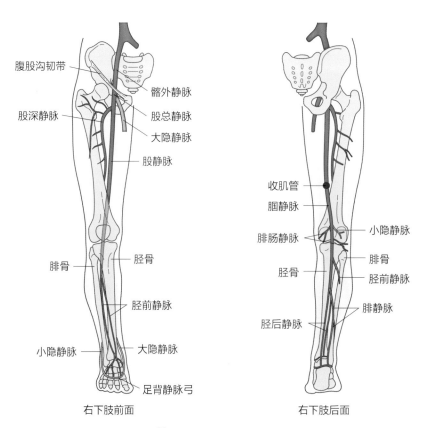

右下肢前面　　　　　　　　右下肢后面

图5-1　下肢深静脉的解剖图[1]

在小腿部，胫骨后方有胫后静脉，腓骨内侧有腓静脉，胫前静脉在胫骨与腓骨之间走行

（二）浅静脉的解剖

浅静脉分为大隐静脉系统和小隐静脉系统，有侧支静脉汇入[3,4]（图5-2）。

1. 大隐静脉的解剖

大隐静脉收集足部的静脉血液，起于内踝部的前方，在小腿及大腿的内侧走行，至腹股沟处穿过卵圆窝注入股静脉。走行的过程中，在小腿部有胫前浅静脉及后弓状静脉汇入，另外也有小隐静脉及穿静脉汇入。在大腿部有股外侧静脉及股内侧静脉汇入，在卵圆窝附近有阴部外静脉、腹壁浅静脉和旋髂浅静脉汇入。

2. 小隐静脉的解剖

小隐静脉起于外踝后方，在小腿后面的正中走行，在小腿2/3处穿过深筋膜向深处走行，在膝关节上方约5 cm处汇入腘静脉。小隐静脉汇合形式有许多变异，汇入腘静脉的位置也不尽相同（表5-1）。另外，也有不汇入腘静脉而汇入其他静脉的情况。

3. 穿静脉的解剖（图5-3）

是连接浅静脉与深静脉的细小静脉（坐位时管径小于3 mm），据报道单侧下肢有100多条穿静脉。穿静脉有两种类型：直接连接浅静脉与深静脉的直接型及通过肌间静脉连接两者的间接型。直接型穿静脉在临床上有重要作用，代表性的穿静脉有大腿内侧的Dodd穿静脉、腘窝部的Boyd穿静脉及小腿远心端的Cockett穿静脉。

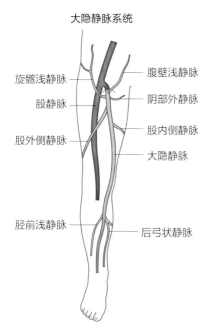
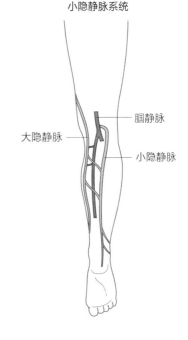

图5-2 下肢浅静脉的解剖图

表 5-1 小隐静脉的汇流类型

类型	发生频率	汇流位置	汇流血管
正常型	约60%	腘窝部	• 腘静脉 • 分为2支汇入腘静脉及内侧副隐静脉
高位型	约30%	大腿中部	• 深静脉 • 大隐静脉 • 分为2支汇入深静脉及大隐静脉
低位型	约10%	腘窝以下	• 大隐静脉 • 腓肠静脉

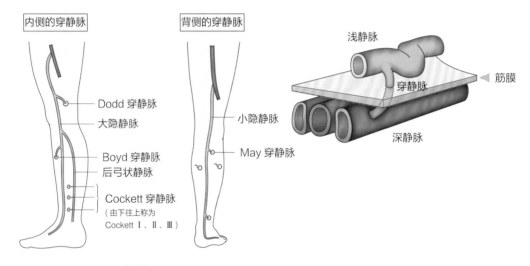

图5-3 代表性的穿静脉[10,13]

大腿内侧有Dodd穿静脉，腘窝部有Boyd穿静脉，小腿远心端有Cockett穿静脉

（1）内侧主要的穿静脉

Dodd穿静脉：在大腿部中央稍下方连接大隐静脉及其分支，流入股静脉。

Boyd穿静脉：在小腿近心端连接大隐静脉及其分支，流入胫后静脉。

Cockett穿静脉：在小腿内侧的内踝至其上方约15 cm之间有3支穿静脉。由下往上称为Cockett Ⅰ、Ⅱ、Ⅲ，越往上越粗[5]。大隐静脉的分支及后弓状静脉与胫后静脉相连接。

（2）背侧的穿静脉

小隐静脉及其分支与腓静脉相连，与腓肠静脉相连的情况也比较常见。

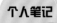
个人笔记

穿静脉

穿静脉也被称为交通支，交通支有时也指大隐静脉与小隐静脉之间的连接。另外，2006年，国际静脉学会一致通过了将以人名Dodd、Boyd、Cockett命名的穿静脉重新分类为大腿部穿静脉、膝部穿静脉和小腿部穿静脉[6]。

二、超声实际操作方法

（一）超声仪器及探头的选择

下肢静脉的超声检查不需要高端机型，用于心脏及腹部检查的通用机型就可满足检查需要。但条件是可连接线阵型探头及凸阵型探头，并且有彩色多普勒及脉冲多普勒功能。

根据检查血管的深度及检查部位来选择探头。通常，大腿部及腘窝部的深静脉选择高频率线阵型探头（5 MHz~12 MHz），髂部及小腿部的深静脉选择可广泛观察的凸阵型探头（3 MHz~5 MHz）。但是小腿部的血栓需要详细观察时推荐使用线阵型探头。一般来说，浅静脉多使用7 MHz~12 MHz的线阵型探头。对于重度肥胖患者，深静脉的交汇处使用5 MHz的凸阵型探头比较容易观察。

（二）超声仪器的调节方法

通过仪器的条件设置可以获得画面质量完全不同的图像。要养成各部位用同一条件来检查的习惯，客观地记录图像这点非常重要。另外，不要忘记在画面上标明体表位置及探头位置，以显示检查的部位及方向。

1. B超

调节聚焦使其与目标血管的深度相一致，增益稍稍调高，动态范围调节得稍大一些，使静脉腔内能刚好显示血流的回声。

2. 彩色多普勒超声

将断层方法检查时的增益调整为较低水平，将彩色增益调高至在血管外部不出现噪声信号的水平。另外，由于静脉流速较低，流速范围（通常设定为20~40 cm/s）及多普勒滤波器应调至较低水平，并使用偏转功能使超声波声束方向与血管有一定的倾斜角度。

3. 脉冲多普勒超声

由于静脉的血流速度受呼吸影响以及需要精确测量瓣膜反流时间，为了可以检测出低速血流信号，将多普勒滤波器及多普勒的增益设定在合适的范围非常重要。另外，将扫描速度设定为一个画面记录5秒时，测量则比较容易。

（三）检查前准备

检查前无须特殊准备，但发生大面积溃疡时，应先在患部周围敷上透声性好的防护膜或涂上异碘凝胶再进行检查。

（四）检查体位

通常根据患者的全身状况选择合适的检查体位。由于体位不同，静脉管径有很大变化，扫描出的图像也有差异。

1. 深静脉血栓的检查体位（图5-4）

股总静脉近心端采用仰卧位、远心端采用坐位进行检查。如果患者变换体位比较困难，全部检查均以仰卧位完成，上半身稍微抬高后静脉扩张，便于检查。另外，如果在急诊运送的担架或比较窄的床上进行检查时，小腿最好在担架或床边下垂[7]（图5-5）。但是无论如何，保证患者安全是最重要的。

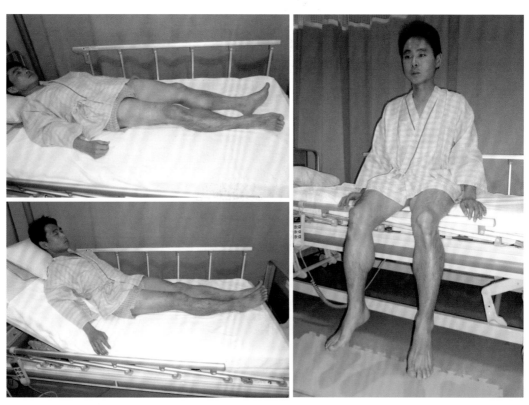

图5-4　深静脉血栓的检查体位

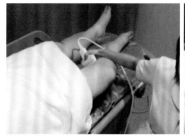 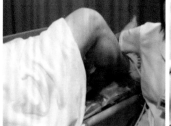 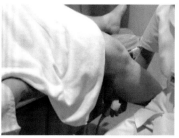

| 膝部轻轻屈曲外展 | 膝部稍稍直立 | 小腿在担架边下垂 |
| | | （要注意安全） |

图5-5　在担架上进行检查的体位

2. 静脉曲张的检查体位（图5-6）

检查静脉曲张时，大隐静脉汇入股静脉处多采取站立位，其他部位多采取坐位。

（1）站立位（正面）

使用可以调节高度的检查床，调整床的高度至患者的臀部水平，患者靠在床边进行检查。患者也可以靠在墙壁上进行检查，但这时最好是有支撑身体的扶手。

指导患者将重心放在非检查的下肢上，被检查的肢体放松并保持向前的姿势。但是，有时肥胖或水肿的患者将重心放在被检查的肢体也能进行有效的检查。

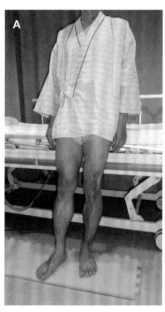 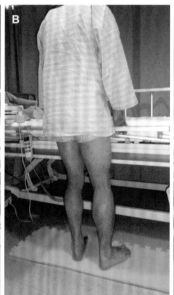 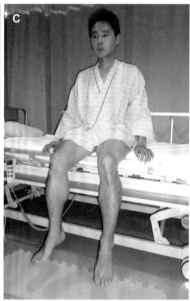

图5-6　静脉曲张的检查体位

A. 站立位（正面）：患者靠在床边进行检查。这时，重心放在非检查的肢体（左下肢），被检查的肢体（右下肢）放松并向前伸

B. 站立位（背面）：患者靠在床边进行检查。这时，重心放在非检查的肢体（左下肢），被检查的肢体（右下肢）放松，膝部轻轻屈曲

C. 坐位：轻轻地坐在床边，下肢呈下垂的状态。检查时，将脚放在检查者的膝部或椅子上，使下肢充分固定

（2）坐位

在坐位检查腹股沟部时，被检查的下肢向前方伸出，上半身向后仰尽可能使腹股沟部平坦。另外，在检查腘窝部及小腿时，患者轻轻地坐在床边，下肢呈下垂的状态。将脚放在检查者的膝部或椅子上，使下肢充分固定。

注意

静脉曲张的检查多采取站立位或坐位，长时间站立发生跌倒的危险很高，因此，站立位检查的时间应控制在5分钟之内。在检查过程中，要随时注意观察患者的一般情况。另外，如果从床上站起来时发生跌倒，通常会引发重大的医疗事故，所以绝对不能发生。

（五）获取阳性症状和体征

检查之前要了解患者的现病史及既往史，并确认凝血功能的检查数据。尤其是D-二聚体的检查对于排除血栓的诊断有重要作用。仔细观察患者的下肢，检查阳性体征。有无肿胀、疼痛、颜色改变，有无静脉曲张及其范围，有无色素沉着、溃疡形成等，这些信息对于后面的检查有重要的参考作用。在检查浅静脉时，通过检查者的手指可以粗略地检查浅静脉走行，从而得到许多有用的信息。浅静脉血栓形成的硬结样结构很容易被触及。如果有穿静脉功能不全，在穿过筋膜的位置时指尖可触摸到圆孔的感觉（图5-7）。

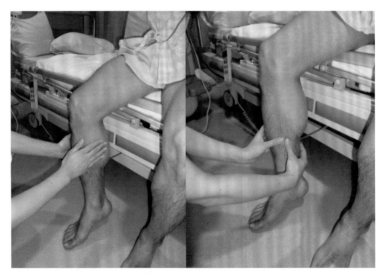

图5-7　静脉的走行与穿静脉功能不全的确认
在明亮的房间观察下肢。确认静脉的走行及静脉曲张的部位。检查者的手指
轻轻压迫浅静脉的表面，判断有无穿静脉功能不全

个人笔记

CEAP分类

在下肢静脉慢性疾病的诊断中，多采用国际上的临床分类，即CEAP分类[8]（表5-2）。CEAP分类通过临床表现、病因、解剖学表现、病理生理表现4个方面来评估下肢静脉慢性疾病。虽然有些复杂，但可以对下肢静脉的慢性疾病病理状态有比较精确的把握，从而得出正确诊断。

表 5-2　CEAP 分类

临床分类	解剖学分类
C0：没有发现静脉疾病	As：浅静脉
C1：毛细血管扩张或网状静脉	Ad：深静脉
C2：静脉瘤	Ap：交通支
C3：水肿	An：不能确定
C4：C4a：色素沉着及湿疹	
C4b：皮肤脂肪硬化及皮肤白色萎缩	
C5：治疗后的溃疡	
C6：活动性溃疡	
S：有症状，A：无症状	
病因分类	**病理生理功能障碍**
Ec：先天性	Pr：反流
Ep：原发性	Po：闭塞
Es：继发性	Pr, o：反流及闭塞
En：原因不明	Pn：不明

三、超声扫查方法与正常图像

（一）股静脉

仰卧位是最基本的体位，在患者可以改变体位的情况下，除了腹股沟韧带附近，其他部位在坐位检查时更容易观察扩张的静脉。另外，膝部向外侧屈曲时观察扩张的静脉也比较容易（图5-8）。由腹股沟韧带附近开始，横断面扫查可以看到股动脉与股静脉并行。在腹股沟处稍稍向远心端移动探头，在股动脉的分支处检查大隐静脉与股静脉的汇合处，再向远心端移动探头可以观察到股深静脉与股浅静脉的汇合处。在此处静脉走行的位置较浅，比较容易显示。初学者要注意的是，不要太过用力按压探头，因为静脉压过低容易发生虚脱。在深静脉难以分辨时，可通过周围的动脉来确认[9,10]。

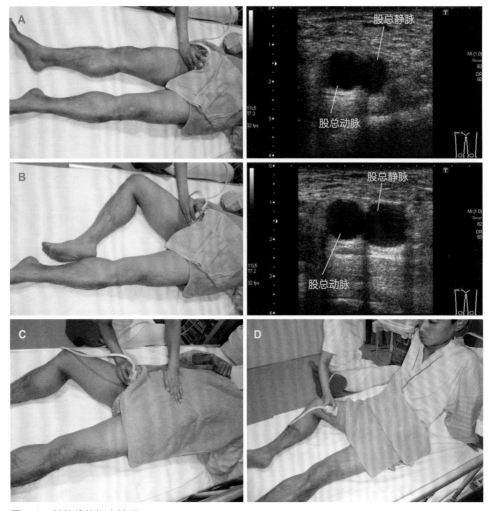

图5-8　股静脉的扫查技巧

A. 当膝部伸直进行检查，多数股静脉显示比较困难

B. 当膝部向外侧屈曲，观察扩张的静脉比较容易

C. 深呼吸，轻轻按压腹部，也比较容易发现股静脉扩张

D. 除了腹股沟部，其他部位采取坐位检查可以更清晰地显示

（二）腘静脉

　　仰卧位及坐位是基本的体位。通常由大腿内侧的股静脉至腘静脉连续进行检查，股静脉的远心端至腘静脉走行由浅入深，有许多病例很难清晰地显示（图5-9）。这时，将膝关节向外侧屈曲，从稍稍偏后的位置进行检查，该处的血管接近体表可以清晰地显示。如果这样还是无法显示，将探头向腘窝中央移动从背面进行检查，就能清晰地显示腘静脉。这时，在浅层显示的血管为静脉，与从前面检查的动静脉位置关系正好相反。在检查下肢肿胀等血管透声不好的患者时，使用凸阵型探头可以改善图像质量。

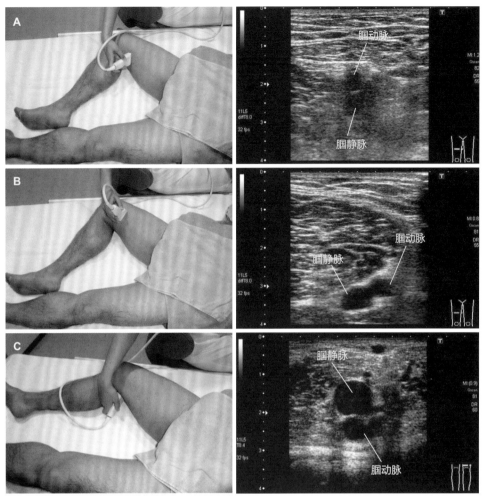

图5-9 腘静脉的扫查技巧

A. 膝关节向外屈曲，在膝关节后方检查时，静脉显示不清晰

B. 膝关节向外屈曲，在膝关节前方检查时，可以利用低回声的肌肉层作为声窗进行检查。与图A相比，深层结构显示更为清晰

C. 在膝关节的背面检查时，可以在浅层更加清晰地显示静脉

（三）小腿部深静脉

能够改变体位的患者采用坐位；不能改变体位的患者采用仰卧位，膝部稍稍直立，并轻微屈曲外旋（图5-10）。如果膝关节不能屈曲可以从小腿前面进行检查，或者在足部放置枕头从小腿后面检查，这个检查体位要留有足够的空间保证能够放置探头。

在小腿部有骨骼、肌肉及动脉作为标志识别静脉也比较容易。在无论如何也无法显示静脉时，有效的方法是用手轻轻挤压膝关节部，使小腿静脉扩张，从而使其容易识别（图5-11）。但是，在不能完全排除压迫部位至近心端存在血栓时不能使用该方法。本方法虽然简便、有效，但要特别注意安全。

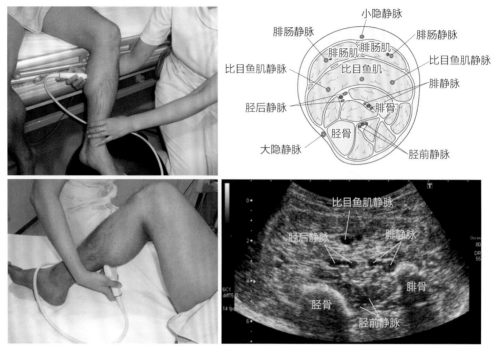

图5-10 小腿部深静脉的扫查技巧

熟练掌握小腿部的骨骼、肌肉、动脉的位置关系非常重要。重点是：在腓骨旁走行的是腓动脉、腓静脉；在胫骨后方走行的是胫后动、静脉；在胫骨与腓骨之间行走的是胫前动、静脉。另外，比目鱼肌静脉可能有多条，内侧支汇入胫后静脉，中央支及外侧支汇入腓静脉

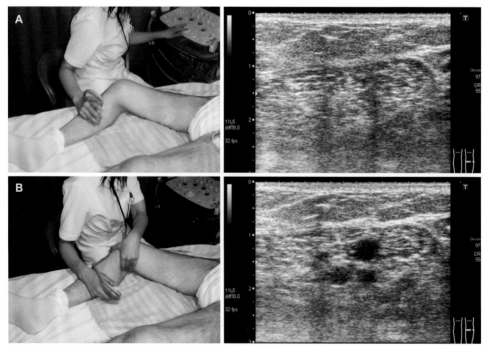

图5-11 挤压腘窝部进行扫查

A. 膝关节轻轻屈曲外展的状态下，小腿部的深静脉很难显示

B. 检查时用手轻轻挤压膝关节部，静脉增宽比较容易显示。但是，当有静脉血栓时禁止挤压

（四）髂部静脉

仰卧位是基本体位。从脐部的稍上方横断面扫查，画面显示右侧为腹主动脉，左侧为下腔静脉。这时，同时使用彩色多普勒超声比较容易判断。探头向远心端慢慢移动，可以见到腹主动脉分为左、右髂总动脉，再稍稍向远心端移动探头，可见左、右髂总静脉与下腔静脉的汇合（图5-12）。髂总静脉由在深部走行的髂内静脉及在浅层走行的髂外静脉汇合而成。通常，由于髂部静脉在髂部动脉的背侧走行，因此，以髂部动脉为标志比较容易识别。

在不能确定髂总静脉时，从距体表较近的髂外静脉开始，使用凸阵型探头利用弓形面纵断面扫查可以显示髂外静脉与髂总静脉相连续。另外，由于肠管的气体干扰导致图像质量不佳时，通过探头对下腹部加压，使气体由远心端向近心端移动，这样可以减少气体对检查的影响。

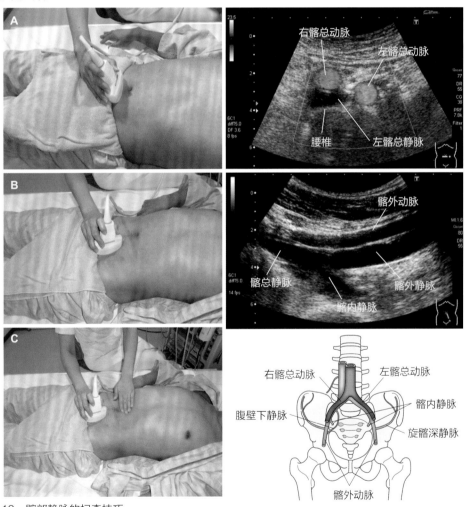

图5-12　髂部静脉的扫查技巧

熟悉髂部动脉及髂部静脉的位置关系非常重要

A. 在横断面最好用左、右髂总动脉作为标记。在右髂总动脉与腰椎之间可以显示受压的左髂总静脉

B. 在纵断面扫查髂部动脉的背侧可以显示出髂部静脉。利用髂部动脉作为声窗可以清晰地显示髂部静脉

C. 当髂部静脉较细而显示困难时，压迫腹部使血管扩张而易于显示（要在确认没有下腔静脉病变的情况下进行）

（五）大隐静脉

1. 股静脉-大隐静脉汇合处

在腹股沟韧带处横扫显示出股动脉及股静脉，稍稍向远心端扫查可以显示股静脉-大隐静脉汇合处（sapheno-femoral junction，SFJ）。这个位置瓣膜功能不全的发生率最高，静脉瓣膜也容易显示。如果要仔细观察瓣膜反流的情况，可在同一位置将探头旋转90°，显示纵断面（图5-13）。此时，大隐静脉与股静脉在同一切面显示，很容易看到要观察的部位及是否有反流。

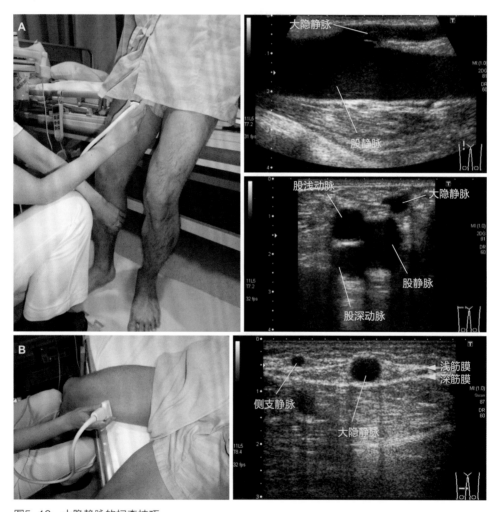

图5-13　大隐静脉的扫查技巧

A. 大隐静脉-股静脉汇合处的扫查

B. 大腿部附近大隐静脉的扫查。横断面可在浅筋膜与深筋膜之间观察到大隐静脉。由于有走向浅层的分支血管，在一定深度呈直线走行的是大隐静脉

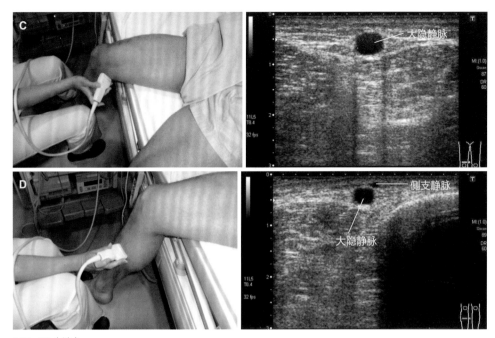

图5-13（续）

C~D. 腘窝部及小腿部大隐静脉的扫查

有很多情况可以通过目测来确认。下肢的内侧，大隐静脉主干在一定深度呈直线走行。另外，侧支静脉分支至浅表，静脉曲张常伴有走行迂曲、蛇行

2. 大腿部

将探头放在大腿内侧的中央位置附近，根据下肢的弧度左右移动探头进行检查。在这个部位大隐静脉的深度基本是不变的，行走在浅筋膜与深筋膜之间。这个部位被称为筋膜室[11]。当主干的走行不能确定时，此部位可以作为标志。

当淋巴结肿大时，有可能会被误认为是血管病变。通常，肿大的淋巴结为椭圆形或圆形的低回声区，有时与静脉曲张的形态类似，但本病没有线条样结构及血流信号，可以鉴别。

3. 小腿部

从小腿内侧胫骨的后方进行检查。由于大隐静脉在相对比较深的位置呈直线样走行，所以比较容易显示。但是，当小腿的分支静脉有静脉曲张时，主干的显示就比较困难。这时从踝关节开始检查，比较容易显示主干。通常，大隐静脉在踝关节的内踝前方附近肉眼可以看到，可以在此处追踪血管向近心端扫查。如果追踪失败，返回血管显示的位置重新扫查。

（六）小隐静脉

1. 小隐静脉-腘静脉汇合处（图5-14）

从膝关节背侧上方约10 cm处开始横扫。显示腘静脉后，稍稍向远心端扫查，在膝

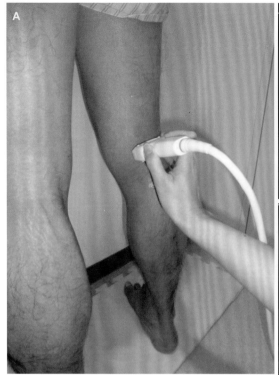
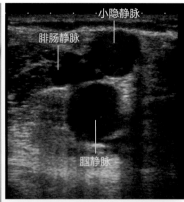
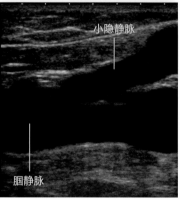
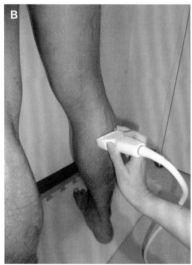
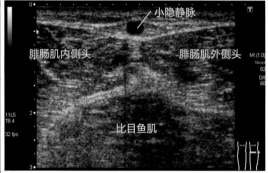

图5-14 小隐静脉

A. 小隐静脉－腘静脉处汇合处的扫查（静脉曲张病例）。在正常情况下，小隐静脉－腘静脉汇合处的显示比较困难。从膝关节的上方检查，或者在小腿部确定血管后逆向检查就可以较容易显示

B. 小隐静脉在小腿部附近的扫查。在小腿背侧腓肠肌中央附近横扫，可以看到腓肠肌内侧头与外侧头之间的筋膜室。小隐静脉在附近的浅筋膜与深筋膜的筋膜室中直行比较容易辨认

关节上方约5 cm处可显示小隐静脉的汇合处，当这个位置不能显示时，可以在小腿部找到血管后向上逆行检查。在这附近还有腓肠静脉汇入，注意不要误认为是小隐静脉−腘静脉汇合处（sapheno-popliteal junction，SPJ）。

小隐静脉的汇合形式多样（表5−1）。在健康人群中，由于静脉较细，小隐静脉−腘静脉汇合处位置较深不能显示的情况并不少见。在没有明显静脉曲张的病例，筋膜浅层的小隐静脉没有扩张时，可以省略小隐静脉−腘静脉汇合处的检查。

2. 小腿部（图5−14）

在小隐静脉显示困难时，以小腿背侧的腓肠肌作为标记就比较容易显示。在小腿背侧腓肠肌中央附近慢慢横扫，可以看到腓肠肌内侧头与外侧头之间的筋膜室。小隐静脉在附近的浅筋膜与深筋膜的筋膜室中直行比较容易辨认。如果有静脉曲张而主干显示不清时，筋膜室可作为非常好的标志。

> **要点提示**
>
> ### 浅静脉扫查的技巧与注意点
>
> 与动脉相比静脉内压力低，探头压迫时容易变形。尤其是浅静脉，变形的倾向更加明显，应避免过度按压探头。另外，站立位与坐位检查时，探头不易固定，可以用除小指外的4个手指握住探头，而小指的侧面紧贴患者的皮肤，使探头稳稳固定从而可得到稳定的图像。检查者单膝跪坐在床边，持探头一侧的胳膊肘部放在膝部，也可得到稳定的图像（图5−15）。

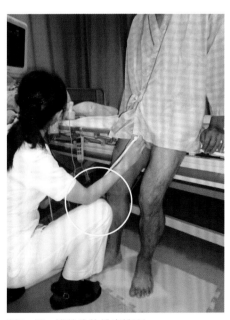

图5-15　浅静脉的检查技巧
检查者单膝跪坐在床边，持探头一侧的胳膊肘部放在膝部，也可得到稳定的图像

四、超声观察及评估方法

通过超声检查来观察及评估下肢静脉，按疾病分类来学习比较容易理解和掌握。在这里主要描述深静脉常见的静脉血栓及浅静脉常见的静脉曲张的检查。

（一）下肢静脉血栓的扫查

个人笔记

静脉血栓的诊断标准[12]

在B超模式下，可以直接检出血栓，根据压迫静脉是否变形即可确诊（图5-16）。彩色多普勒超声得到的信息可以作为有效的间接证据，但不能用来确定诊断，如果仅仅发现了间接证据只能怀疑有血栓形成。在有血栓形成时，需要观察血栓近心端的性状，包括形态、回声强度，以及是否固定在血管壁上等。根据得到的资料来综合判断血栓是急性期还是慢性期（图5-17）。

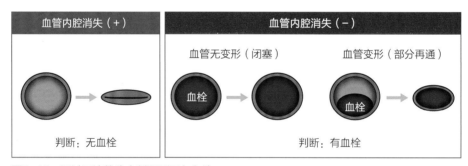

图5-16 通过压迫静脉来判断是否有血栓

急性期与慢性期血栓的诊断			
	判断指标	急性期	慢性期
静脉	狭窄（压缩性）	闭塞（不可压缩）	狭窄（部分可压缩）
	增宽	增宽	缩小
血栓	漂浮	移动	固定
	萎缩	无-中等程度	高度
	硬度	软	硬
	表面	光滑	不光滑
	回声	低-中等	高-中等
	内部	均匀	不均匀
血流	缺损	整体无血流	部分无血流
	再通（血栓内）	无	有
	侧支（分支内）	无	有

图5-17 静脉血栓的超声表现[13]

1. B超表现

为了清晰地显示血管内部，需将超声波的声束设置为与血管壁垂直相交的断面。此时，在不损伤静脉的前提下探头加压检查，可得到检查血管的近场清晰的图像（图5-18）。另外，将动脉及肌肉作为超声窗也非常重要。纵断面检查可以详细地观察血管内的情况，要设定为显示血栓的适当条件。超声波透声性良好时，血流速度减低的病例通过B超容易观察到血流信号。通过这个流动的回声（可移动的细微点状回声）肉眼也容易区别血栓与血流（图5-19）。使用线阵型探头在纵断面图像上多次反复轻轻地压迫与解除压迫也可以识别血流图像。

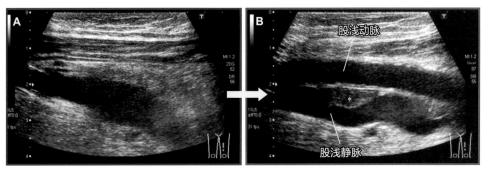

图5-18　利用断层法显示血栓的技巧

A. 血管壁不清晰，没有显示血栓

B. 在不损伤静脉的前提下探头加压检查，使被检查血管更靠近浅层。另外，如果将动脉作为声窗使超声波声束与血管壁垂直，血管就可以清晰显示

＊表示静脉瓣膜上附着的血栓

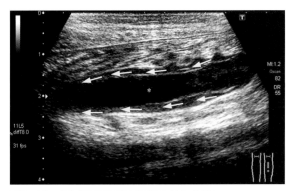

图5-19　通过流动的回声区别血栓与血流

箭头表示流动的回声（可移动的细微点状回声），＊表示血栓

要点提示

获得清晰图像的技巧（声窗的设计）

要想提高图像的质量除了调整设备的条件及断面外，还要利用声窗。例如，检查髂部静脉及股浅静脉时的髂部动脉及股浅动脉，检查腘静脉时的低回声的肌肉等都是可利用的声窗（图5-9B，5-12B，5-18B）。另外，小腿部要从血管前方没有多重高回声筋膜的位置进行检查。在扫查范围比较广的下肢静脉超声中，检查时要始终想着声窗也是一个能得到高质量图像的技巧。

2. 通过静脉压迫法确认

　　将患者下肢牢牢固定，在横断面扫查时探头垂直压迫血管（图5-20）。压迫的强度为肌肉组织或动脉变形，压迫的间隔为1~2 cm比较合适。此时，在不完全放松压迫的情况下，通过多次反复连续压迫，可以追踪血管快速检查。检查小腿部的静脉时探头向骨骼挤压，或将手放在探头的对侧，使检查血管在探头与手之间压迫的效果更加可靠（图5-21）。使用凸阵型探头时，中央与两侧压迫的强度不一样，在诊断时要注意。

静脉压迫法的注意事项

　　在判断血管的可压缩性时，要注意的是，有时在压迫时动脉与骨骼会影响用力，走行部位较深的髂部静脉常出现假阳性[7]。总之，当静脉表现为不可压缩时不能直接断定为静脉血栓，必须考虑再进行一次静脉压迫法检查（图5-22）。另外，通过压迫使静脉血栓的图像变得易于识别，要尽量养成直接识别血栓图像的习惯。再者，静脉压迫法有血栓发生脱落的危险，在压迫过程中要非常慎重。

3. 静脉血流的确认

　　即使设备条件设定适当，在静息状态下静脉血流也有显示不清的情况，此时需要采取呼吸负荷法和挤压法等诱发血流的方法。通常通过深呼吸来增加血流量，还可以用手轻轻压迫检查部位的远心端来诱发血流。但是，怀疑血栓存在时要非常慎重。

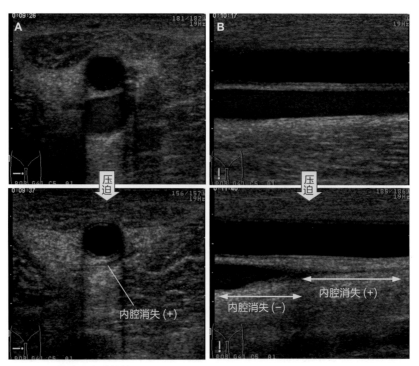

图5-20　静脉压迫法的技巧
A. 通过横断面扫查垂直压迫血管，可以看到内腔消失
B. 通过纵断面扫查垂直压迫整个血管很困难，只能看到血管内腔没有消失的部位

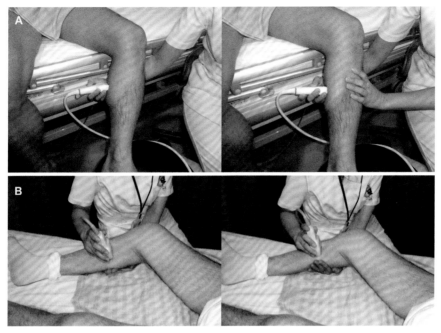

图5-21 压迫法的技巧

A. 将手放在探头对侧的下肢，慢慢地连续重复压迫探头

B. 不要压迫探头，而是用另一只手将肌肉向探头方向按压从而压迫血管

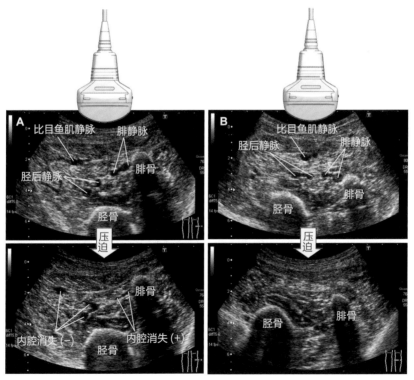

图5-22 静脉压迫法的注意事项

A. 观察比目鱼肌静脉、腓静脉和胫后静脉，均未检测到血栓。用探头压迫后腓静脉的管腔完全消失。但是，比目鱼肌静脉及胫后静脉的管腔没有被压瘪

B. 在同一深度显示胫骨与腓骨，将静脉置于骨骼与探头之间进行压迫，静脉管腔完全被压瘪

在没有检出血流信号的情况下，也不能直接判断这个部位闭塞，应改变检查的方向，或确认与彩色多普勒相关的条件是否设定恰当后再做判断（表5-3，图5-23）。另外，虽然血流信号作为间接表现十分重要，但不能作为确诊血栓的依据，这点也要留意。慢性期的深静脉血栓在判断有无血流信号的同时也要确定血流的方向，确认是否合并瓣膜功能不全。当髂内静脉及股深静脉的血流反向时，怀疑是近心端闭塞的表现，需要仔细观察[9]。

表5-3　用于显示静脉血流的仪器条件的设定

· 探头扫查：血管斜行显示
· 图像的频率（血流）：降低彩色多普勒的参考频率
· 彩色增益：设置较高（B型增益稍稍降低）
· 速度范围（PRF）：降低到10 cm/s左右
· 彩色滤波器：设置较低
· 偏转（倾斜）功能：入射角稍稍调小
· 优先设置（平衡器）：设置彩色信号优先条件
· flame相关（smooth功能）：调节

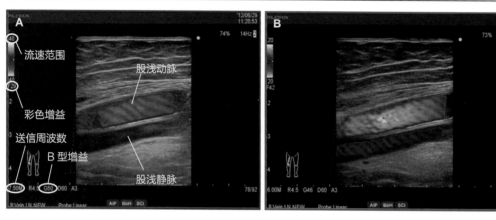

图5-23　静脉血流的显示

A. 静脉内未检测到血流信号

B. 降低彩色多普勒的参考频率，提高彩色多普勒的增益。流速范围调节至不发生折返的最低限度，在不出现噪声干扰的前提下滤波器尽量调低，这样血管内部就可以确认血流信号。另外，调整显示优先（可以设定彩色信号与黑白信号显示的优先度）也有改善图像的效果

显示困难病例
的检查方法

通过呼吸负荷法推断近心端病变（图5-24）

通过脉冲多普勒超声来确定股静脉血流速度的呼吸性变化。这是一种利用呼吸改变静脉回流的检查方法，用来推测检查部位至近心端是否存在病变。正常人表现为吸气时静脉血流减少、呼气时静脉血流增加的呼吸性变化。在深静脉血栓形成（DVT）的病例中，这种变化明显减弱[14]。但是要注意在不完全闭塞的病例中，这种诊断方法的敏感性会降低。另外，这个检查方法基本上是通过腹式呼吸来完成的，检查时可嘱咐患者吸气时将腹部鼓起而达到检查的效果。在患者不能配合深呼吸时，也可以用手慢慢压迫患者的腹部，然后解除压迫，观察血流速度的变化，可以作为参考。

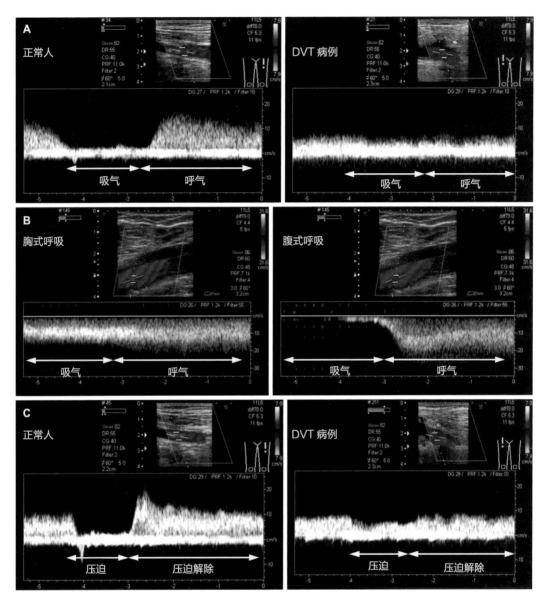

图5-24 根据股静脉的血流速度推测近心端的病变

A. 深呼吸时股静脉的血流速度变化。正常人：可见吸气时血流消失、呼气时血流速度明显增高的血流速度变化。DVT病例：吸气与呼气时的血流速度差很小，怀疑髂部DVT

B. 呼吸方法的比较。胸式呼吸：胸式呼吸时可见与DVT相似的血流速度变化。腹式呼吸：嘱患者吸气时将腹部鼓起来，进行适当的腹式呼吸，血流速度的变化明显增大

C. 压迫腹部引起的股静脉血流速度变化。用左手慢慢压迫患者的腹部，阻断静脉血流。之后，迅速地解除压迫，比较左、右股静脉的血流速度变化。与正常肢体相比，DVT肢体的血流速度变化较小

诊断要点

增强髂部静脉血流的技巧（图5-25）

　　呼吸负荷法和挤压法等诱发血流改变的方法，如果技术不熟练就可能达不到增加血流的效果。这时，检查侧的膝部屈曲立在床上或足部做屈伸运动，可以起到明显增加髂部静脉血流的效果。使用这个方法时如果患者能够配合，检查者只需要保持探头的位置，其他什么都不用做。另外，压迫腹部或改变体位都有增加血流的作用。

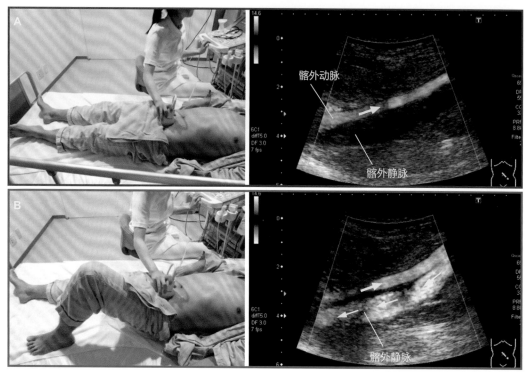

图5-25　增强髂部静脉血流的技巧

A. 髂外静脉内未检出血流信号，表现为血管闭塞

B. 检查侧的膝部屈曲立在床上即可检出血流信号。另外，足部做屈伸运动可以有同样的效果

个人笔记

髂部静脉压迫综合征

　　髂部静脉压迫综合征是由左髂总静脉受到前方右髂总动脉和后方腰椎的压迫所致。因此，左髂总静脉血流缓慢，是血栓的好发部位。

　　如果此部位发生血栓，不易向近心端延伸，脱落的危险性也比较低。观察髂部静脉区域时，左髂总静脉是重点检查的部分（图5-12）。

（二）静脉曲张的扫查

个人笔记

关于静脉曲张的知识

1. 什么是静脉曲张

静脉曲张是指在站立时浅静脉呈扩张、迂曲蛇行的状态。由于静脉的瓣膜功能异常而产生瓣膜反流，随着静脉压升高，发生静脉扩张。静脉曲张几乎都发生在下肢，在血管疾病中发病率最高。来就诊的理由非常多，例如，对美观的影响、身体不适（疲倦感、沉重感、水肿、瘙痒、肌肉痉挛等）。另外，病史长的病例可导致色素沉着，严重者可形成难治性溃疡。

2. 下肢静脉曲张的分类[15]

下肢静脉曲张分为原发性、继发性和特殊类型3类（表5-4）。以原发性静脉曲张发病率最高。在形态学上分为4类（隐静脉曲张、侧支静脉曲张、网状静脉曲张、蜘蛛状静脉曲张）。有的病例多个类型同时存在，有的病例类型间互相移行，也有的病例无法明确地进行分型。这些分类对治疗方针的选择非常重要。

3. 超声检查看什么

超声波仪器可以显示下肢静脉的瓣膜，但是下肢有很多静脉瓣膜，逐一评估瓣膜功能在时间及体力上都不现实。因此，诊断瓣膜功能不全时，可以先检查扩张的血管，然后再向瓣膜增加血流负荷来检查瓣膜的反流。超声可检查静脉（大隐静脉、小隐静脉及穿静脉）瓣膜功能不全的存在范围及原因，掌握各个静脉曲张的正确病理是很重要的。

表 5-4　下肢静脉曲张的种类

下肢静脉曲张						
原发性静脉曲张				继发性静脉曲张	特殊类型的静脉曲张	
大隐静脉型	侧支型	网状	蜘蛛状	主要原因	阴部静脉曲张	先天发育异常
大隐静脉的主干及主要分支的扩张	仅在大隐静脉分支有反流的孤立的静脉曲张	直径在2 mm以下的小静脉扩张，多表现为蓝色	直径在1 mm以下的小静脉扩张，多表现为紫红色	·深静脉血栓 ·动静脉瘘 ·深静脉发育不良 ·盆腔内肿瘤	髂内静脉的反流引起阴部外静脉曲张	以Klippel-Treaunay综合征为代表的下肢静脉发育异常

1. 静脉管径的测量

至少要在大隐静脉系统的大隐静脉-股静脉汇合处附近、大腿部和小腿部，以及小隐静脉系统的股静脉-小隐静脉汇合处附近和小腿部进行管径测量（表5-5）。另外，在曲张的部位要积极地进行测量。由于静脉管径受检查体位及压迫的影响较大，因此探头要轻轻地与皮肤密切接触，在同一条件下进行测量非常重要。

表5-5　静脉管径扩张的标准

部位	汇合部	大腿部	小腿部
大隐静脉	8 mm以上	5 mm以上	4 mm以上
小隐静脉	4 mm以上	—	4 mm以上

2. 判断有无反流

在正常状态下挤压小腿，压迫时可产生快速的顺向血流信号，压迫解除后血流停止。但是在瓣膜功能不全时，解除压迫后会产生持续时间较长的反向血流信号（图5-26）。

在横断面显示静脉管径扩张的部位进行检查，挤压这个位置的远心端用彩色多普勒超声观察有无反流。一般来说，在静脉扩张、蛇行明显的部位，反流就越明显，在该部位检查血管走行也很重要（图5-27）。

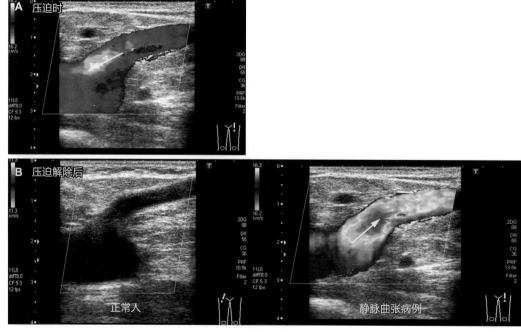

图5-26　反流的判定

A. 压迫小腿时：可见高速的正向血流信号（箭头）

B. 压迫解除后：正常人出现血流停止，没有见到反流；静脉曲张病例可见反向血流信号（箭头）

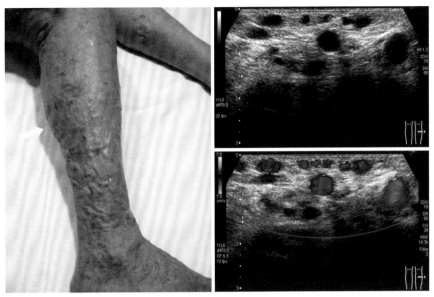

图5-27　静脉扩张、蛇行明显的病例

静脉扩张、蛇行明显的情况下，反流也非常明显。在这个部位，无须花费过多的时间判断反流情况，应检查血管的走行

个人笔记

反流时间的测量

在正常情况下，在静脉瓣膜关闭之前的短暂时间内，也许有生理性反流。持续时间短的反流可以用脉冲多普勒客观评估。通常，浅静脉超过0.5秒[16-18]、深静脉超过1.0秒为有意义的反流（图5-28）。

记录时，一只手握住探头与下肢牢固附着，另一只手操作仪器及压迫小腿。由于挤压的手法在很大程度上影响反流的时间，初学者最好请他人协助完成。一般来说，反流时间的测量重复性较差，随各种因素的不同而发生变化。所以定量测量基本上没有意义，反流的持续时间与临床上的严重程度并不完全一致[19]。另外，反流的速度与病情的严重程度也无明显关系。

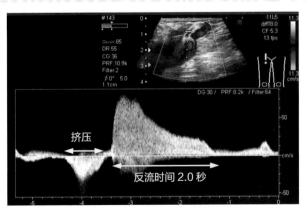

图5-28　反流时间的测量

测量解除压迫后的反流时间。本例中反流时间持续0.5秒以上，判断为有意义的反流。此时，如果将扫描速度设定为慢速，使一幅画面可以记录5秒左右，就容易测量了

挤压的技巧与注意事项

挤压时应选择检查部位远心端的大腿内侧、小腿后方及足部等肌肉较多容易挤压的部位（图5-29）。增加静脉回流需要有足够的强度，理想的情况应该是捏住挤压。如果连续挤压，静脉内储存的血液会减少，血流速度增加的效果也就不明显。所以为了使静脉内血流再度充满，需要在一定的时间间隔后再进行下一次挤压。当难以确定有无反流时，不要马上解除挤压，保持5～6秒再解除可以肯定你的判断。另外，在怀疑有深静脉血栓时，挤压有时会发生血栓脱落，要十分留意。

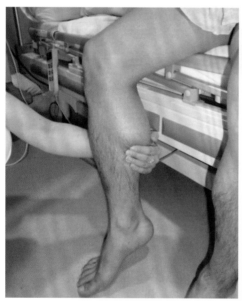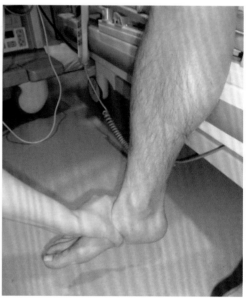

图5-29 挤压的技巧

选择检查部位远心端的大腿内侧、小腿后方及足部等部位慢慢挤压。当难以确定有无反流时不要立即解除挤压，保持5～6秒再解除可以得到肯定的判断

3. 穿静脉瓣膜功能不全的检查

检查时要把"视诊、触诊可疑的部位""静脉曲张消失的部位""代表性穿静脉所在的部位"等概念放在心上。在穿过筋膜的部位测量静脉管径，观察静脉有无扩张。使用彩色多普勒超声在挤压足部上方后，检出由深部走向表浅的反向血流信号可以判断为穿静脉瓣膜功能不全。但是，连接肌间静脉的间接型穿静脉在大多数情况下很难被证明有反流的存在，此时应考虑用静脉的管径来判断有无瓣膜功能不全。通常，穿静脉管径超过4mm时，要怀疑瓣膜功能不全[20]（表5-6）。这些间接型穿静脉与腓肠静脉相交通的情况比比目鱼肌静脉更常见，尤其是小隐静脉曲张时，经常可以见到向腓肠静脉内侧支流入的穿静脉。

表 5-6　穿静脉的类型与功能不全的判断

穿静脉	交通路径与血流方向	功能不全的判断
直接型	浅静脉——深静脉	深静脉——浅静脉（0.5秒以上），管径3.5 mm以上
间接型	浅静脉——肌间静脉——深静脉	肌间静脉——浅静脉（0.5秒以上），管径3.5 mm以上

要点提示

显示穿静脉的方法[10]

　　大腿部与小腿部的穿静脉的显示方法基本相同。用横断面沿曲张的血管进行扫查，直至筋膜回声中断的位置。这时，探头随着血管的走行再上下、左右微调，可以确认浅静脉穿过筋膜与深筋膜相通（图5-30）。正常人的穿静脉非常细，多数不能看到，管径超过3 mm时才可显示。另外，浅静脉走行明显迂曲时，静脉的分支可能会被误认为是穿静脉。在扫查的同时必须要确认筋膜的连续性。

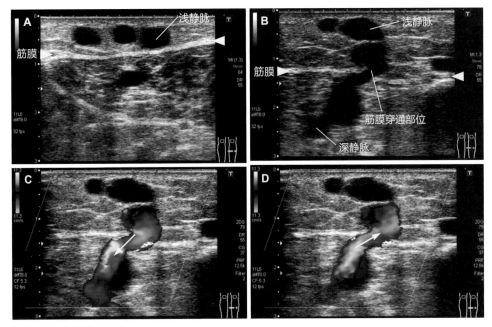

图5-30　穿静脉的扫查

A. 用横断面断层法沿曲张的血管进行扫查，可以显示筋膜呈线状的高回声

B. 沿曲张的血管进行扫查，直至筋膜回声中断的位置。可以确认浅静脉与深静脉交汇的穿静脉

C. 使用彩色多普勒超声，在挤压足部后，可见由浅表走向深部的血流信号增强

D. 压迫解除后，可见由深部走向浅表的反向血流信号，可以判断为穿静脉瓣膜功能不全

4. 有无血栓

　　由于浅静脉的血栓在触诊时可触及较硬的病变，所以检查比较容易。探头沿血管走行扫查，B超可确定有无血栓图像，彩色多普勒超声可确定有无血流信号（图5-31）。这

时，在观察范围广的纵断面进行扫查对诊断血栓非常有价值。

在不明确是否有血栓的部位，探头直接压迫静脉，观察血管腔内的变化。要注意的是，横断面与血管是垂直的，并且检查深静脉血栓时压迫的动作要轻。在有血栓的病例中，要评估血栓的性质及范围。浅静脉血栓引起肺动脉栓塞的可能性很小，但血栓延伸至深静脉时，发生肺动脉栓塞的可能性增加。另外，为了排除继发性下肢静脉曲张，询问有无深静脉血栓的既往史也很重要。

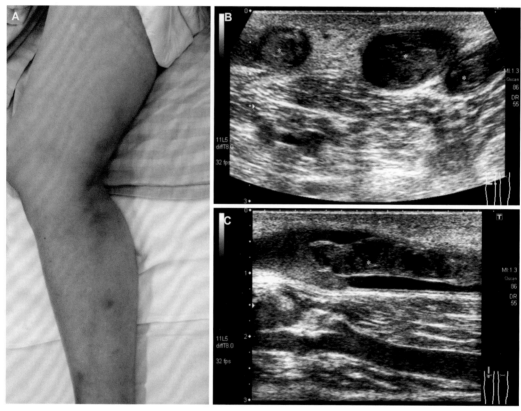

图5-31　血栓性浅静脉炎

A. 大腿下部至小腿上部的内侧局部发红、肿胀，触诊时在大隐静脉走行区域可触及较硬的条状物

B. 用横断面断层法观察疼痛部位，大隐静脉及其分支静脉内看见血栓样回声（＊表示血栓）

C. 纵断面图像可清晰显示血栓的近心端

 个人笔记

继发性静脉曲张

关于原发性下肢静脉曲张的发生机制不是十分明确，但与许多危险因素（遗传、性别、妊娠、职业、年龄等）相关。一般来说，继发性静脉曲张是由于深静脉血栓等引起深静脉循环障碍、穿静脉瓣膜功能不全，使浅静脉的血流增多、压力增加而引起。也就是说静脉曲张时浅静脉处于侧支循环的状态，一般不能实施静脉剥离手术。为了排除继发性静脉曲张行DVT检查时，在确认既往史后，不必检查整个下肢，检查大腿部及腘窝部等一部分就足够了。

深静脉瓣膜功能不全的诊断

　　静脉曲张时，股静脉-大隐静脉汇合处或小隐静脉-腘静脉汇合处有明显反流的病例，汇合处至近心端多发生生理性反流。要注意，这个反流不能判断为深静脉瓣膜功能不全。通常，深静脉瓣膜功能不全的反流要在浅静脉汇合处的远心端进行判断（图5-32）。

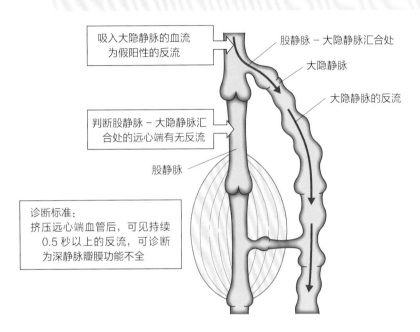

吸入大隐静脉的血流
为假阳性的反流

股静脉-大隐静脉汇合处

大隐静脉

大隐静脉的反流

判断股静脉-大隐静脉汇
合处的远心端有无反流

股静脉

诊断标准：
挤压远心端血管后，可见持续
0.5秒以上的反流，可诊断
为深静脉瓣膜功能不全

图5-32　深静脉瓣膜功能不全的诊断

五、扫查程序

（一）深静脉血栓的扫查

　　作为下肢深静脉血栓的标准超声诊断法[12]，在诊断DVT时以下3个方面是不可缺少的，包括：部位的诊断（血栓的范围）、性状的诊断（血栓的性状）、血流的诊断（回流障碍）。进行血栓部位的诊断时，检查顺序为股静脉、腘静脉、小腿部静脉、下腔静脉及髂部静脉（图5-33）。但是，临床上先检查下腔静脉及髂部静脉的情况比较多。另外，紧急检查时可以根据体格检查所见决定开始检查的部位（图5-34）。

　　在诊断血栓时，观察血栓近心端的情况非常重要，要确定血栓的性状及形态、回声强度、与血管壁的固定性等，根据以上信息综合判断血栓的急性期与慢性期（图5-17）。另外，同时应判断有无合并静脉炎。

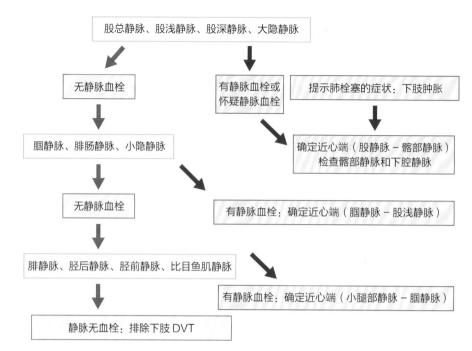

图5-33 下肢深部静脉血栓的检查程序[12]

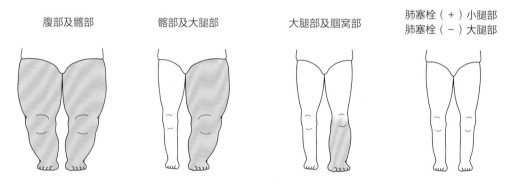

图5-34 紧急情况下的体格检查所见与检查开始的部位[6]

血栓与血管壁是否固定的判断（图5-35）

诊断要点

确定血栓的近心端是否与血管壁固定，是了解肺栓塞风险的重要依据。观察时要注意，在安静仰卧位时判断血栓与血管壁是否固定，常常会发生误判。因此，根据患者的全身情况，在使静脉最大程度扩张时确认血栓与血管壁是否固定非常重要。

小腿部静脉血栓的检查程序与技巧

要点提示

小腿血栓的筛查是对整个小腿采用横断面扫查。检查时，如果在内侧、中央和外侧分别进行扫查，就可以更准确地进行观察。在没有检出血栓的病例，挤压静脉，排除血栓。在怀疑存在血栓的部位行纵断面扫查，详细观察血栓的性状与形态、回声水平、血流情况等（图5-36）。

血栓检查的技巧是，由于发生血栓的病例血管管径都轻度增宽，一般从比较大的静脉开始检查。另外，慢性期血栓的血管往往不扩张，而血栓的回声轻度增强。因此，关注血管内回声强度对检查血栓也是非常重要的。

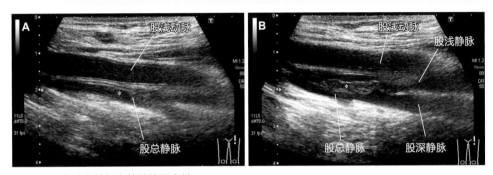

图5-35　确认血栓与血管壁的固定性

A. 安静状态下仰卧位进行检查时，可见股静脉内血栓形成引起闭塞

B. 患者深呼吸后可见胭静脉的血栓没有与血管壁固定，而是有漂浮表现。在观察血栓与血管壁的固定性时，一定要注意安全，扩张静脉并确认是很重要的

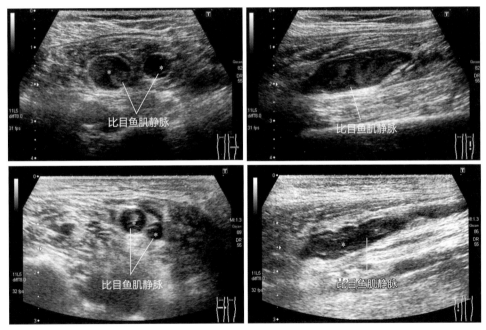

图5-36　比目鱼肌静脉血栓

比目鱼肌静脉轻度扩张，内部可见血栓图像（＊）。在横断面用压迫法确认有无血栓。纵断面适合观察血栓的性状与形态及血流情况

（二）静脉曲张的扫查

静脉曲张的超声检查没有固定的标准检查程序，图5-37描述的是笔者推荐的检查程序。在静脉曲张检查中，如果要同时确认前文所述的观察、评估项目，就会发生混乱，变得不易理解。尤其是初学者出现这个现象更明显，因此建议逐项检查。

通过视诊和触诊确认静脉曲张后：①为了确定病变的静脉，要观察大隐静脉有无扩张、有无反流，明确静脉曲张的范围；②显示静脉曲张的走行，判断静脉曲张累及的血管（大隐静脉、小隐静脉、穿静脉）；③确认穿静脉功能不全及其位置；④排除血栓，尤其是要排除继发性静脉曲张。另外，要注意观察，确认有无静脉汇合的方式异常。

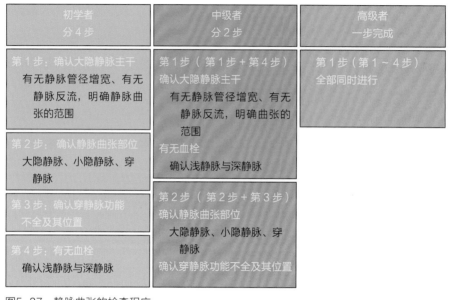

图5-37　静脉曲张的检查程序

六、代表性疾病与典型声像图表现

（一）深静脉血栓

深静脉血栓的定义是位于筋膜深部的静脉发生的血栓[21]。血栓的范围由腘静脉至近心端为中央型，由腘静脉至远心端为周围型。急性期中央型血栓的下肢症状及阳性体征可表现为肿胀、疼痛及血栓导致皮肤颜色改变，周围型多无明显症状。

1. 急性期的声像图表现

急性期（发病2周之内）的深静脉血栓，静脉比伴行的动脉扩张更明显，多表现为静脉内部充满均匀的低回声血栓。在血栓没有缩小时静脉内没有血液回流，彩色多普勒超声表现为完全没有血流充盈（图5-38）。

2. 慢性期的声像图表现

慢性期（发病4周以上）的深静脉血栓，血栓的性状和形态有多种超声表现（图5-39）。一般来说，随着血栓的溶解或缩小静脉管径变小，血栓多表现为回声增强、不均匀。这

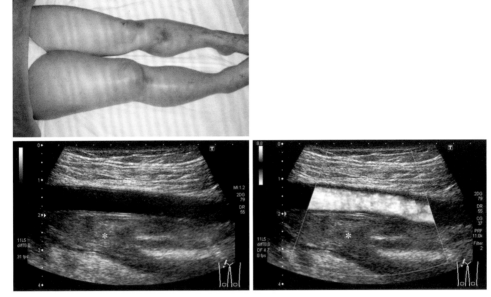

图5-38　急性期静脉血栓病例（*表示血栓）

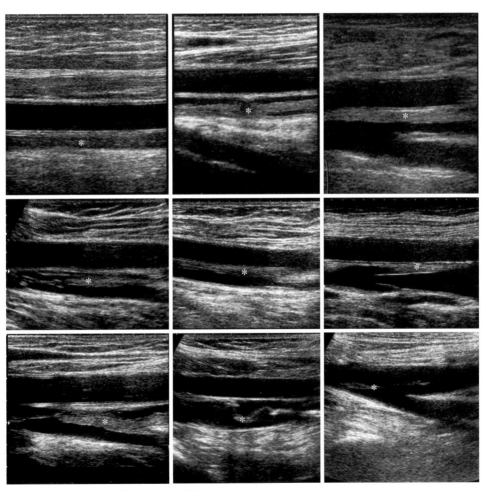

图5-39　慢性期血栓图像（*表示血栓）

血栓的性状、形态及回声强度有各种各样的表现

个时期的血栓附着在血管壁的可能性增大，脱落的危险性减小。彩色多普勒超声显示管腔内可以看到部分血流信号，呈血流再通的表现。另外，由于深静脉血栓有合并深静脉瓣膜功能不全的可能，有必要通过瓦氏试验来确定有无静脉反流。

（二）静脉曲张

站立时静脉扩张，呈屈曲蛇行的状态。这是由于静脉瓣的功能异常导致发生瓣膜反流，从而使下肢静脉压力上升引起静脉曲张。

1. 原发性静脉曲张

由于先天性静脉缺陷导致瓣膜功能不全所致的静脉曲张，与年龄、妊娠、遗传、生活方式（多为站立的工作）等有关（图5-40）。

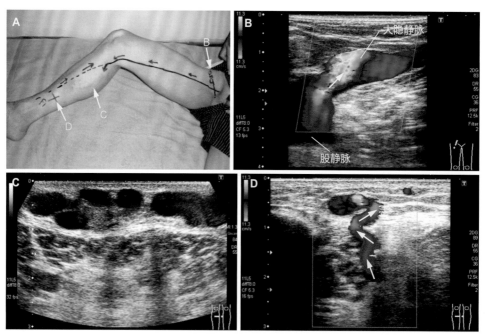

图5-40　原发性静脉曲张

A. 右下肢静脉曲张术前进行标记，浅静脉迂曲、蛇行，小腿后部浅静脉隆起

B. 大隐静脉扩张，可见由股静脉至大隐静脉的反流信号（箭头）

C. 小腿部没有大隐静脉主干外径扩张，可见后弓状静脉增宽、迂曲、蛇行

D. 小腿下部穿静脉内可见反流信号（箭头）

2. 继发性静脉曲张

在临床表现上与原发性静脉曲张的鉴别要点包括：静脉曲张的表现、有无下肢肿胀、有无胀痛等（表5-7）。超声检查时，如果看到深静脉血栓或瓣膜功能不全，要考虑深静脉血栓合并继发性静脉曲张（图5-41）。

表 5-7 原发性静脉曲张与继发性静脉曲张的特征

	原发性静脉曲张	继发性静脉曲张
发生频率	多	少
DVT病史	无	有
下肢肿胀	无	有
胀痛	无	有
曲张的表现	较粗，明显	较细，不明显

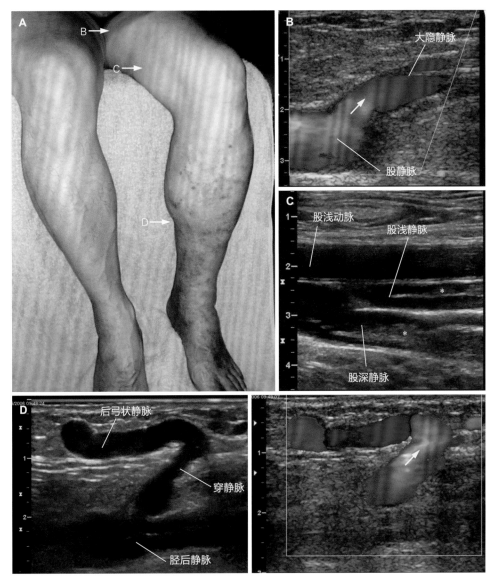

图5-41 继发性静脉曲张

A. 20年前DVT发病史。与右下肢相比，左下肢明显肿胀，浅静脉走行迂曲

B. 可见由股静脉至大隐静脉的反流信号（箭头）

C. 在股浅静脉及股深静脉可见陈旧性血栓（*表示血栓）

D. 小腿远心端可见与胫后静脉相通的穿静脉、后弓状静脉增宽。彩色多普勒超声可显示穿静脉与后弓状静脉之间的反流信号（箭头）。侧支循环承担了血液向近心端回流的功能

基于反流范围的分类和影像判读技巧

下肢静脉曲张不是整个大隐静脉都发生反流，反流的范围也各不相同 [22]（图5-42）。通常，大隐静脉曲张多数在股静脉-大隐静脉汇合处及小隐静脉-腘静脉汇合处发生瓣膜反流，主干没有反流，大隐静脉的分支（副大隐静脉及阴部外静脉）可发生局限性的反流。另外，在大隐静脉发生像Ⅱ型的小腿部分支（表浅的胫前静脉及后弓状静脉）的曲张时，多数病例是汇合处的反流。根据分型可以选择静脉剥脱术。

检查反流范围的技巧是，在横断面仔细检查大隐静脉与曲张静脉汇合处的近心端与远心端。一般来说，静脉曲张汇合处主干的远心端管径突然变细，反流消失（图5-43）。这时，如果忽视这一点，则在主干明显变细时，可能会把扩张的分支静脉误认为是主干。正如前面在静脉的扫查方法中提到的，一定要掌握基本的静脉走行。

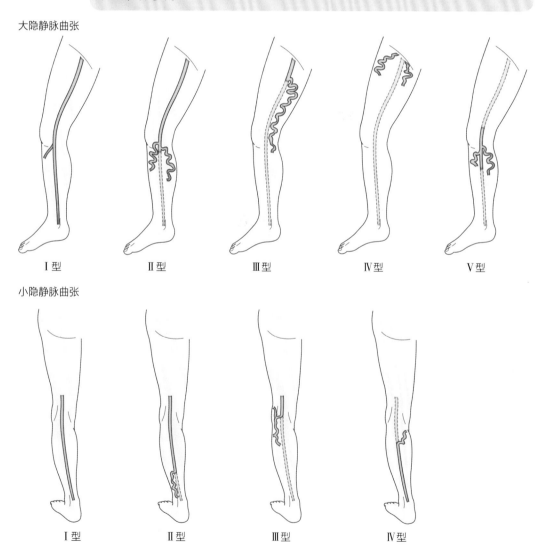

大隐静脉曲张

Ⅰ型　　　　Ⅱ型　　　　Ⅲ型　　　　Ⅳ型　　　　Ⅴ型

小隐静脉曲张

Ⅰ型　　　　Ⅱ型　　　　Ⅲ型　　　　Ⅳ型

图5-42　按反流范围分类 [22]
有反流的部分用实线表示，没有反流的部分用虚线表示

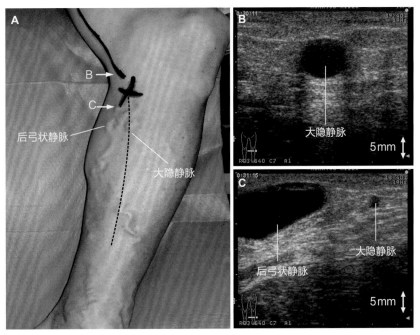

图5-43 后弓状静脉曲张汇合处前后大隐静脉管径的变化

A. 后弓状静脉的大隐静脉汇合处用"×"表示

B. 汇合处近心端的大隐静脉管径为8mm，明显扩张

C. 汇合处远心端的大隐静脉突然变细，在正常范围之内。另外，后弓状静脉明显增宽，走行迂曲

（三）血栓性静脉炎

血栓性静脉炎是由血栓栓塞引起的静脉管腔内非感染性、局部的炎性病变，多发生在浅静脉。病变部位持续疼痛及发红，可触及肿胀的条状物（图5-32）。可在红肿、疼痛的部位直接做超声检查，浅静脉内看见低回声的血栓。探头加压后管腔不能完全被压瘪，利用彩色多普勒通常不能检测到血流信号。

个人笔记

浅静脉与深静脉血栓

下肢静脉血液80%以上经深静脉回流，其余的20%经浅静脉回流。如果浅静脉闭塞而深静脉正常，由于深静脉的代偿功能一般不发生静脉回流障碍。然而，当深静脉发生闭塞时则会发生静脉回流障碍，这时可出现明显的临床症状。另外，浅静脉血栓脱落的可能性很低，但是要注意当血栓延伸至深静脉时，可增加肺栓塞的危险性。

七、临床常用治疗方法及评估

下肢静脉曲张的治疗方法包括压迫疗法、硬化疗法、结扎术及剥脱术等。应根据下肢静脉曲张的种类和严重程度来选择治疗方法，也有许多情况需要采取综合治疗。最近，血管内激光消融术（endovenous laser ablation，EVLA）作为微创治疗方法备受关注。该疗法通过静脉内置入的光纤所发出的能量，烧灼、阻塞病变血管。这是一种值得期待的创伤小、术后恢复快的治疗方法。

（一）大隐静脉剥脱术的评估

大隐静脉剥脱术是一种抽去大隐静脉使反流源消失的治疗方法。分为大隐静脉全程剥脱术、大隐静脉部分剥脱术及内翻式静脉剥脱术。内翻式剥脱术可将对血管周围组织的损伤降到最小，复发率低，但与其他治疗方法相比创伤性大。

1. 术前评估

①确定病因血管。②确定静脉曲张的走行。③确认穿静脉瓣膜功能不全及其位置。④排除血栓。有关详细信息、检查程序请参照静脉曲张的检查。

术前标记

静脉剥脱术不仅仅是剥脱大隐静脉，通常还要结扎与术后复发密切相关的瓣膜功能不全的穿静脉。术前超声检查时，要正确地标出需要结扎的瓣膜功能不全的穿静脉的位置，这样可以缩短手术时间、减轻手术的损伤。另外，倾听患者最关心的部位也很重要。要标记的部位有：①股静脉-大隐静脉汇合处；②大隐静脉的反流部位或远心端部位；③功能不全的穿静脉穿过筋膜的部位；④静脉曲张与隐静脉汇合的部位等（图5-44）。

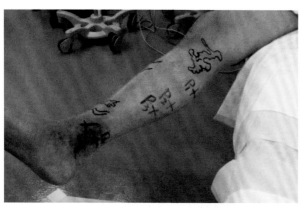

下肢静脉曲张的术前标记部位

· 股静脉－大隐静脉汇合处（大隐静脉发生的静脉曲张病例）

· 小隐静脉穿过筋膜的部位 ※（小隐静脉发生的静脉曲张病例）

· 功能不全的穿静脉穿过筋膜的部位

· 由隐静脉到静脉曲张处连续发出分支的部位

※ 标出穿过筋膜的部位而不是汇合的部位

图5-44 术前标记

2. 术后评估

如果没有发生特殊的并发症，术后不需要进行超声检查。

（二）血管内激光消融术的评估

1. 术前评估

适应证为由下肢静脉瓣膜功能不全所致的原发性下肢静脉曲张。在针对下肢静脉曲张血管内治疗的指南中指出[17]，下肢静脉超声检查时，大隐静脉或小隐静脉、副大隐静脉瓣膜功能不全的定义为，在站立位或坐位进行挤压远心端肢体或瓦氏动作增加负荷后，发现超过0.5秒的有意义的反流。血管内激光消融术的适应证标准见表5-8和图5-45。通过超声检查得到的信息对治疗方法的选择非常重要。

表 5-8　下肢静脉曲张血管内治疗的适应证标准[18]

适合
① 深静脉畅通
② 股静脉-大隐静脉汇合处或小隐静脉-腘静脉汇合处远心端5～10 cm的大隐静脉的平均管径在4 mm以上。另外，推荐平均管径在10 mm以下
③ 有下肢静脉曲张的症状（易疲劳、疼痛、水肿、肿胀等），同时伴有淤积性皮炎
④ 即使大隐静脉瓣膜功能不全，如果终端瓣膜正常，股静脉-大隐静脉汇合处没有瓣膜功能不全，则不适合血管内治疗。但是，Dodd 穿静脉是反流源时除外

不适合
① CEAP的分类为clinical class C1（蜘蛛网状、网状静脉曲张）
② 伴有 DVT，或既往有DVT的患者
③ 患有动脉性血流障碍的患者
④ 步行困难的患者
⑤ 多脏器损害或弥散性血管内凝血状态的患者
⑥ 口服避孕药或者服用激素类药物的患者
⑦ 有重度心理疾病的患者
⑧ 休克或者休克前状态的患者
⑨ 妊娠或者怀疑妊娠的患者
⑩ 正在接受类固醇治疗的患者
⑪ 贝赫切特综合征病者
⑫ 正在服用骨质疏松治疗药物（雷洛昔芬）、多发骨髓瘤治疗药物（沙利度胺）的患者
⑬ 易患血栓性疾病（蛋白C缺乏症、蛋白S缺乏症、抗凝血酶Ⅲ缺乏症、抗磷脂抗体综合征）的患者

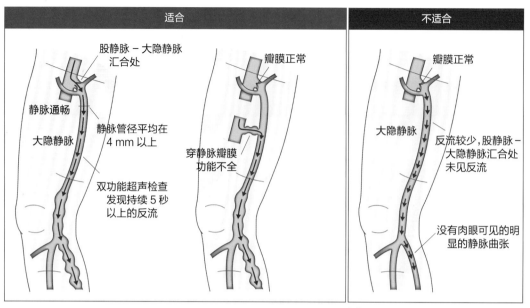

适合	不适合

图5-45　由下肢静脉回声判断下肢静脉曲张的血管内治疗的适应证标准[18]

2. 术后评估

术后72小时内超声检查消融部位的闭合情况，确认有无血流，以及消融部位有无发生延展到深静脉的静脉血栓。在之后的1~3个月为了判断治疗效果要做超声检查。消融后静脉消失，或静脉管径变小在2 mm以下时为治疗成功[18]。

个人笔记

静脉内热诱发型血栓

从消融部位近心端向股静脉延伸的血栓，被称为静脉内热诱发型血栓（endovenous heat-induced thrombus，EHIT）。发病率为15%~20%。很少发展为静脉血栓栓塞症（VTE）。根据血栓的伸展范围分类：血栓在大隐静脉或小隐静脉内为1级；血栓向深静脉内延伸但没有超过深静脉直径的50%为2级；延伸超过深静脉直径的50%为3级；血栓几乎闭塞深静脉为4级。各级的治疗方法不同：1级、2级无须治疗，密切观察；3级使用华法林等抗凝治疗；4级需要实施血栓取出术（图5-46）[23]。另外，评估腹壁浅静脉的血流状况对于EHIT的预防非常重要，术前要判断腹壁浅静脉的通畅情况，并测量到股静脉-大隐静脉汇合处的距离[24]。

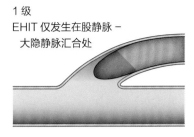

1 级
EHIT 仅发生在股静脉 –
　大隐静脉汇合处

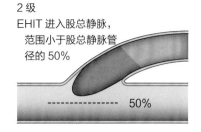

2 级
EHIT 进入股总静脉，
　范围小于股总静脉管
　径的 50%

50%

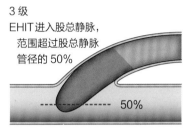

3 级
EHIT 进入股总静脉，
　范围超过股总静脉
　管径的 50%

50%

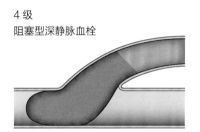

4 级
阻塞型深静脉血栓

图5-46　静脉内的心脏诱发型血栓

参考文献

[1]　水上尚子. 四肢静脉. 血管超音波テキスト. 日本超音波検査学会，監修. 医歯薬出版；2005. p.88–9.

[2]　呂　彩子，景山則正. 下腿静脉の特殊性. 血管無侵襲診断テキスト. 南江堂；2007. p.45–8.

[3]　平井正文，他. 臨床静脉学. 阪口周吉，編. 中山書店；1993.

[4]　坂井建雄，他，総編集. 人体の正常構造と機能Ⅱ循環器. 日本医事新報社；2000. p.38–61.

[5]　van Limborgh J, Hage RW. The systemic anatomy of the perforating veins in the leg, especially Cockett's veins. Phlebologie. 1982; 35: 19–28.

[6]　Cavezzi A, Labropoulos N, Partsch H, Ricci S, Caggiati A, Myers K, Nicolaides A, Smith PC. Duplex ultrasound investigation of the veinus in chronic venous disease of the lower limbs-UIP consensus document. Part.

[7]　山本哲也，松村　誠. 血管エコー実施時の注意点 検査手順とピットフォール. Vascular Lab. MCメディカ出版，2006; 3（4）；77–84.

[8]　Eklöf B, et al. Revision of the CEAP classification for chronic venous disorders: consensus statement. J Vasc Surg 2004; 40: 1248–52.

[9]　山本哲也. 深部静脉血栓症の超音波診断. 心エコー. 2010; 11（11）：1074–85.

[10]　山本哲也，松村　誠. 下肢静脉瘤の超音波検査法. 下肢静脉疾患と超音波検査の進め方，Medical Technology別冊. 医歯薬出版；2005. p.81–95.

[11]　Goldman MP, Bergan JJ, Guex JJ. Anatomy and histology of the venous system of the leg. In: Sclerotherapy treatment of varicose and telangiectatic leg veins. 4th edition. Mosby: 2006. p.311–6.

[12] 日本超音波医学会用語・診断基準委員会. 下肢深部静脉血栓症の標準的超音波診断法. J Med Ultrasonics. 2008; 35(1): 38.

[13] Meisnner MH, Moneta G, Burnand K, et al. The hemodynamics and diagnosis of venous diseases. J Vasc Surg. 2007；46：4S–24S.

[14] 佐藤　洋. 下肢静脉の撮り方. 心エコーvol 2. 文光堂；2001. p.280–7.

[15] 平井正文，他. 下肢静脉瘤硬化療法，第2版. 医歯薬出版；1996.

[16] van Bemmelen PS, et al. Quantitative segmental evaluation of venous valvular reflux with duplex ultrasound scanning. J Vasc Surg. 1989; 10: 425–31.

[17] Vasdekis SN, et al. Quantification of venous reflux by means of duplex scanning. J Vasc Surg. 1989; 10: 670–7.

[18] 日本静脉学会. 下肢静脉瘤に対する血管内治療のガイドライン（2009-2010年小委員会報告）. 静脉学. 2010; 21: 289–3009.

[19] Rodriguez A, et al. Duplex-derived valve closure times fail to correlate with reflux flow volumes in patients with chronic venous insufficiency. J Vasc. 1996; 23: 606–10.

[20] 應儀成二，他. 超音波断層法を用いた一次性下肢静脉瘤における不全穿通枝の診断. 日外会誌. 1994; 95: 34–9.

[21] 安藤太三，應儀成二，他. 循環器病の診断と治療に関するガイドライン. 肺血栓塞栓症および深部静脉血栓症の診断・治療・予防に関するガイドライン（2009年改訂版）. http://www.j-circ.or.jp/guideline/pdf/jcs2009_andoh_h.pdf（2012年11月閲覧）

[22] Koyano, K. et al. Selective stripping operation based on Doppler ultrasonic findings for primary varicose veins of the lower extremities. Surgery. 1988; 103: 615–9.

[23] Frasier K, Latessa V. Minimally invasive vein therapy and treatment options for endovenous heat-induced thrombus. J Vasc Nurs. 2008; 26(2): 53–7.

[24] 山本哲也. 下肢静脉瘤の検査法　不全穿通枝の見つけ方と評価法. 検査と技術. 医学書院；2010. p.1207–13.

第六章

其　他

一、穿刺部位并发症的评估

中心静脉留置导管是对口服困难的患者进行输液治疗、各种药剂的注入、中心静脉营养供给等必不可少的措施，其治疗效果非常好。此外，使用导管的血管内治疗，在每个诊疗科室都取得了很好的治疗效果。随着这种治疗方法使用频率的增加，穿刺所引发的导管感染、血栓、止血不充分、误穿刺等并发症也有所增加。本章节将描述超声检查时比较常见的并发症。

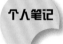
个人笔记

中心静脉（图6-1）

"中心静脉"是上腔静脉和下腔静脉的总称。可通过导管向中心静脉内注入高能量液体或高渗透压的药物。中心静脉是体内最粗、血液量最多的静脉，可以输入高浓度的药物。另外，导管不易向血管外脱落，是可靠的输入途径。股静脉、颈内静脉、锁骨下静脉也是常用的输入血管。

（一）动静脉瘘

动静脉瘘是指"动脉系统与静脉系统不经过微循环而连接的状态"。发生的原因各种各样，有先天性的，也有上肢和下肢的动脉损伤所引起的后天性的，其中以后者多见。在导管穿刺时如果将动脉与静脉贯通，拔管后，可形成动脉到静脉的异常通道。如果在穿刺部位触及震颤及听到连续性杂音，就要怀疑动静脉瘘。

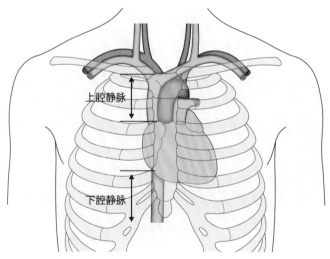

图6-1　中心静脉

超声检查的评估要点

仅仅用B超检查很难确诊，必须同时使用彩色多普勒超声。特征性的表现为，可显示由动脉到静脉的呈镶嵌状的血流信号。连续波多普勒可显示连续的高速血流信号（4～6 m/s）。另外，可以观察到动静脉间瘘口部的管径及静脉管径有无扩张（图6-2）。这时，如果探头过度压迫，病变部位静脉很容易变形，因此，检查时探头要轻轻地接触被检者的肢体，这点非常重要[1]。

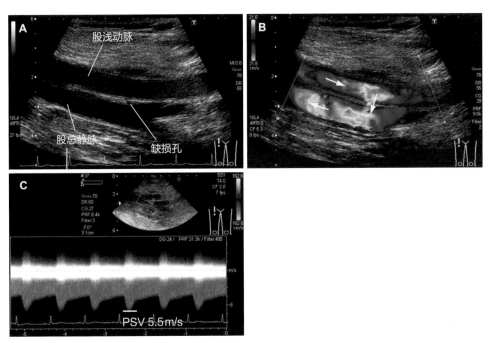

图6-2　动静脉瘘
A. 在纵断面断层图像中，可见股浅动脉与股总静脉之间相通的缺损孔
B. 彩色多普勒超声图像可见股浅动脉与股总静脉之间相通的镶嵌状血流信号（箭头表示血流方向）
C. 连续波多普勒超声可检出收缩期最大血流速度（PSV）超过5 m/s的连续血流信号，诊断为动静脉瘘

（二）假性动脉瘤

导管穿刺部位或分流术后吻合部的血液漏出进入周围组织可形成瘤腔，动脉腔与瘤腔的交通状态称为假性动脉瘤。皮下出血、患部肿胀、疼痛及听到血管杂音应怀疑假性动脉瘤。

超声检查的评估要点

动脉周围可见低回声瘤状结构，多普勒超声可在动脉与瘤腔交通部位检测到往返状血流信号（图6-3）。在行超声检查的同时可有效治疗假性动脉瘤。在彩色多普勒超声的引导下，确认瘤体内部的血流后，用探头直接压迫穿孔部位止血。瘤体内没有血流信号时称为血肿，可用来鉴别两者（图6-4）。

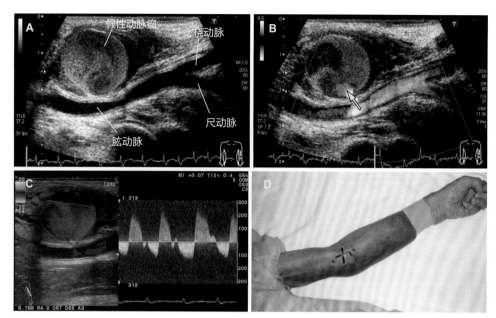

图6-3　假性动脉瘤

A. 肱动脉的前方可见一较大的瘤状物，内部可见流动状回声

B. 应用增强动态血流可检出由肱动脉漏出的血流信号（箭头）

C. 连续波多普勒超声可在肱动脉与瘤腔交通部位检测到往返状血流信号，诊断为假性动脉瘤

D. 在瘘口部做标记，在此进行压迫止血

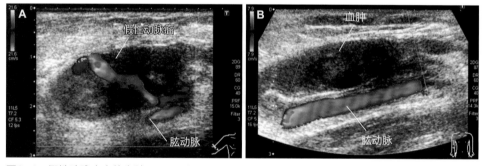

图6-4　假性动脉瘤内的血肿

A. 肱动脉的前方可见假性动脉瘤

B. 压迫止血后，假性动脉瘤内未检测血流信号，已形成血肿

诊断要点

淋巴结肿大（图6-5）

　　淋巴结肿大可能会与血管病变相混淆。在腹股沟周围淋巴结较多，位于动脉的前方。因此，肿胀的淋巴结有时也可以触及类似动脉瘤样的搏动性肿块。超声检查时，肿大的淋巴结表现为中心部分稍稍的高回声而周围部分为低回声的椭圆形或球形结构，以此可以鉴别。

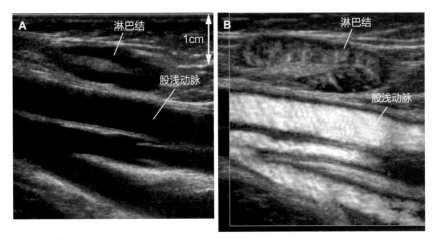

图6-5 淋巴结肿大的病例

A. B超显示在动脉前方可见椭圆形低回声区。表现为中心部分呈高回声、周围部分为低回声的结构，可以判断为肿大的淋巴结

B. 彩色二维灰阶血流成像（BFC）可显示放射状血流信号，这点可与假性动脉瘤相鉴别

（三）血肿

血液从导管穿刺部位漏出形成瘤状结构，瘤内形成血栓化的状态称为血肿（hematoma）。血肿为止血的状态，与动脉之间没有交通，内部检测不到血流信号。但是在凝血功能低下的病例中，即使出血已经停止，也要注意再出血的情况。

超声检查的评估要点

在穿刺部位的皮下、动脉的周围可见瘤样回声。使用彩色多普勒检查时，瘤样回声内部没有检测到血流信号即可确诊（图6-6）。这时，为了检出低速血流信号，应将流速范围下调、彩色增益上调。另外，不要忘记使用B超确认瘤样回声的内部状态（有无流动的回声）。

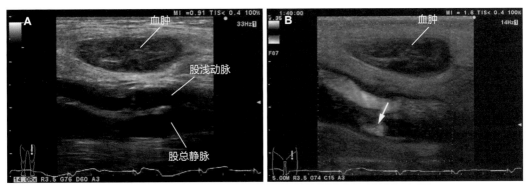

图6-6 血肿与动静脉瘘

A. 在股浅动脉的前方可见一低回声瘤样病变

B. 瘤样回声的内部没有检出血流信号，判断为与血管没有交通的血肿。要特别注意的是，病变并不仅限于一种。本例还可以看到动静脉瘘（箭头所示）

（四）止血装置引起的并发症

一直以来，导管治疗后穿刺部位的止血方法是用手压迫。用手压迫需要患者长时间制动，这给患者带来了很多痛苦。用止血装置代替用手压迫，可以缩短止血制动的时间与住院时间，是非常有效的方法。本院是将血管密封ST-SPLUSTM固定器留置在血管内，将胶原蛋白由血管外的组织向血管内挤压，在血管穿刺部位用固定器和胶原蛋白夹住血管从而达到止血的目的。虽然并发症的发生率相对较低，但在某些情况下也有引起血管狭窄的病例，术后进行超声检查是必不可少的。

超声检查的评估要点

术后，要确认固定器是否正确地固定在血管壁上，胶原蛋白是否渗入血管（图6-7）。另外，为了减少并发症的发生，避免在动脉硬化及钙化严重的位置进行穿刺，应选择可靠的位置做股动脉穿刺，最好在术前进行超声检查。

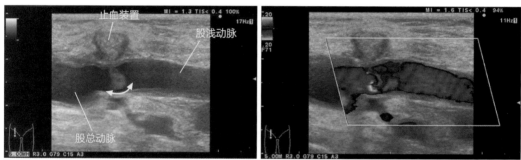

图6-7　止血装置引起的并发症
止血装置的一部分脱离动脉，有移动性。彩色多普勒图像可见流向远心端的血流信号。没有检出狭窄的血流信号

（五）导管周围血栓附着

导管插入可引起血管内皮损伤及血流停滞，一直以来由静脉血栓引起的肺栓塞得到大家公认。我们研究表明，双腔导管留置的血栓发生率与留置天数成正比，平均在（8.9±1.6）天内形成血栓。另外，长期留置或导管直径越大，形成血栓的可能性就越大。比较置管前后的D-二聚体的变化和超声检查对血栓的诊断有很大帮助[2]。

超声检查的评估要点

血栓形成的部位多在导管的周围，也有局限在穿刺部位的病例（图6-8）。另外，血栓有向近心端延伸的趋势，有时也有血管完全闭塞的情况。在评估血栓时，要确认血栓的大小及存在的范围、血栓的性质与形态、导管与血管壁有无附着、有无血流信号等。一般来说，附着面积小的血栓、可动性较强的血栓及体积大的血栓都是要特别注意的血栓图像（图6-9）。检查时应注意，在诊断下肢深静脉血栓时不要采用压迫法。

由于颈内静脉的血栓距体表的距离非常近，压迫时血栓脱落的危险性非常大，这点也应注意。

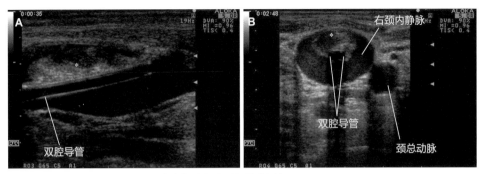

图6-8　右颈内静脉导管周围血栓（临时血液透析的病例）

A. 颈内静脉纵断面图像：可见双腔导管周围大范围附着的血栓

B. 颈内静脉横断面图像：可见双腔导管周围附着的血栓

＊表示血栓

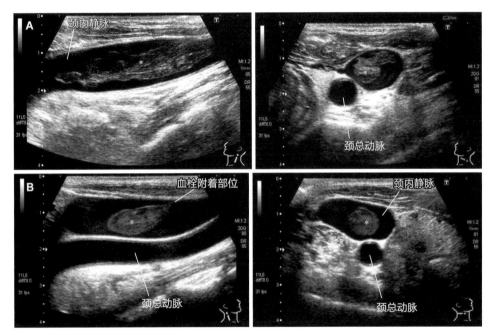

图6-9　应该特别注意的血栓图像

A. 体积较大的血栓

B. 附着面积较小的血栓，可见血栓的飘动

＊表示血栓

（六）夹层

导管治疗引起的夹层与主动脉夹层不同，其范围往往较小，有时会出现缺血症状，但大多无明显症状。超声检查要判断夹层的进展范围、区分真腔和假腔、确认有无血流等（图6-10）。

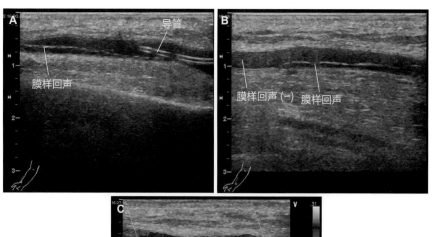

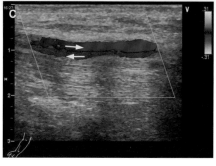

图6-10 桡动脉夹层

A. 从导管插入部位可观察到膜样回声

B. 膜样回声在桡动脉的中部附近消失

C. 彩色多普勒超声显示真腔与假腔内的血流方向不同（箭头表示血流方向）

要点提示 **检查技巧（图6-11）**

　　在检查隆起性病变时，探头只能接触到病变的一部分，不能显示病变周围的情况。这时，多涂一些耦合剂，就可得到清晰的图像。另外，也可使用凝胶垫。

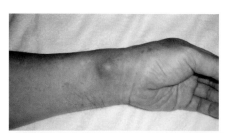

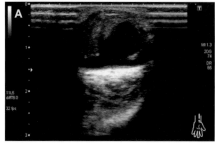

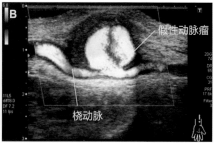

图6-11 检查技巧（桡动脉假性动脉瘤病例）

A. 在一般情况下进行检查只能显示病变的一部分，得不到完整的信息

B. 在检查隆起性病变及接近体表的血管时，多涂一些耦合剂，就可得到清晰、完整的图像

二、超声监测

超声检查应用范围很广，不仅仅可以诊断主要疾病，还可以对治疗起到监测作用。本文将描述其在治疗过程中的监护作用。

（一）冠状动脉搭桥术

冠状动脉搭桥术（coronary artery bypass grafting，CABG）通常利用大隐静脉、胸廓内动脉、桡动脉、胃大网膜动脉进行手术。尤其是左胸廓内动脉，由于解剖学上的位置关系，常常作为左前降支的旁路。胸廓内动脉的远期畅通性较好、粗细程度与冠状动脉接近、血流量丰富，是冠状动脉搭桥最合适的血管。但是，有些病例由于胸廓内动脉太细而无法使用，或出现术后早期闭塞，所以手术前后通过超声检查评估这些尤为重要[3,4]（表6-1）。

表6-1 正常值

		血管内径（mm）	血管外膜间径（mm）	最大血流速度（cm/s）
桡动脉	男	2.5±0.7	3.3±0.6	66.4±24.5
	女	2.0±0.4	2.7±0.5	65.0±20.3
尺动脉	男	2.3±0.5	3.1±0.7	66.7±22.5
	女	2.0±0.5	2.6±0.6	70.6±15.8
肱动脉	男	4.2±0.7	5.2±0.8	81.8±26.3
	女	3.3±0.6	4.2±0.6	99.3±28.7
胸廓内动脉		2.1±0.4		63.8±28.6

注：分别在桡动脉和尺动脉的远心端、肱动脉的中段、胸廓内动脉第2肋间处测量。

1. 术前评估要点

（1）大隐静脉

确认由腹股沟部至足部（下肢内侧的附近）的大隐静脉走行是否正常。有时可出现走行异常及静脉曲张的情况。血管管径以坐位时2mm左右、血管壁没有增厚比较理想。

（2）胸廓内动脉

确认血管壁没有斑块及钙化，有可以吻合的内腔。大部分病例在第3肋间可以观察到，该部位的血管直径在1.5mm以上就可用作冠状动脉搭桥。健康人的胸廓内动脉血流速度为（63.8±28.6）cm/s，表现为收缩期血流优势的频谱形态[5]（图6-12）。收缩期呈低速血流波形（30 cm/s以下）或反向血流波形时，提示近心端狭窄或锁骨下动脉盗血。这时，需要从锁骨下动脉起始段开始检查。

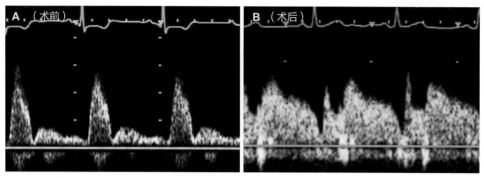

图6-12　左胸廓内动脉的血流频谱形态（冠状动脉搭桥术前后）

A. 表现为收缩期血流优势的频谱波形

B. 可见舒张期血流优势的双峰型血流频谱形态。考虑为搭桥术后旁路开放所致

（3）桡动脉

在手腕附近测量桡动脉的管径，要确认管径是否足够粗，血管壁有无增厚、钙化等引起狭窄的病变，有无显著的走行迂曲。尤其是曾经经桡动脉入路（trans radial approach，TRA）进行导管检查和治疗的患者，血管壁肥厚、血管走行迂曲、血管闭塞的情况并不少见，要注意观察（图6-13）。另外，确定尺动脉的畅通情况也非常重要。

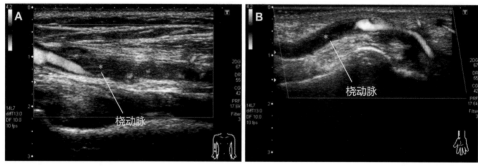

图6-13　桡动脉闭塞的病例

A. 桡动脉的近心端可见血栓（*所示），管腔闭塞

B. 桡动脉的远心端可见侧支循环进入，血管再通

2. 术后评估要点

用胸廓内动脉做冠状动脉搭桥术时，应在术后评估移植血管通畅性。但是，由于手术时在高位肋间剥离胸廓内动脉，远心端多数不能显示，可使用扇型探头在第1～2肋间进行扫查。用彩色多普勒超声确定血管，用脉冲多普勒超声记录血流频谱形态。在搭桥血管通畅时，呈收缩期与舒张期双峰型血流频谱。另外，由于测量部位及远心端的血管阻力不同，血流频谱形态呈舒张期血流优势（图6-12）。术后血管内径及血流量均减低，血流频谱形态呈收缩期血流优势时，考虑为搭桥术后再狭窄。

（二）血管通路

进行血液透析治疗时，每分钟的血流量必须要达到200 ml左右。由于正常末梢静脉的血流量不足，需要建立内瘘。内瘘的建立包括皮下的动脉与静脉直接吻合，以及人工血管移植2种方法。使用内瘘虽然可以进行长期的血液透析治疗，但随之而来的动静脉狭窄与闭塞等并发症也在增加。为了进行有效的血液透析治疗，要进行内瘘部及其附近血管的超声检查，尽早发现内瘘异常并采取必要的措施。

1. 术前评估要点

在造瘘时，要做动脉及静脉的评估。

（1）动脉系

超声检查前要确认双上肢的血压是否存在左右压差。左右压差在15 mmHg以上时，选择血压高的一侧上肢进行手术。另外，通过艾伦试验来确认桡动脉与尺动脉之间的通道是否通畅。超声检查血管无显著钙化、内径在2.0 mm以上、血流频谱形态良好（最大血流速度50 cm/s），符合这些条件才可行造瘘术[6]。

（2）静脉系

桡侧皮静脉、尺侧皮静脉的内径必须在2.5 mm以上[6]，并确认没有管腔狭窄及内膜增厚。如果浅静脉的位置过深，穿刺会比较困难，所以浅静脉的深度在5 mm之内最佳。另外，要确认静脉的通畅性，用探头轻轻压迫静脉，内腔消失可判断静脉通畅。锁骨下静脉是否通畅可利用瓦氏动作来判断。

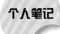

个人笔记

艾伦试验

是判断桡动脉与尺动脉之间的通道是否畅通的方法，被检者紧握拳头，检查者用手指压迫桡动脉及尺动脉使其血流阻断。松开拳头，解除尺侧的压迫，10秒内手的颜色恢复正常表示血管畅通。

2. 术后评估要点

术后评估主要分为功能评估及形态评估。在开始检查前，要了解临床症状，通过视诊、触诊及听诊判断病变部位，提高检查的效率。

（1）功能评估

通过测量肱动脉的血流量及远心端血管的阻力指数（RI）来评估血管内瘘的功能。在日本透析医学会的指南中[7]，血管通路血流量在500～1000 ml/min为功能良好，功能障碍的界限值为500 ml/min，比基本的血流量减少20%以上时要怀疑有血管狭窄的可能[8]。

另外，RI在0.6以下时说明功能良好。

（2）形态评估

血流状态可以反映是否存在血管狭窄与闭塞。管径狭窄（1.5～2.0 mm）是血运不良等血流下降的原因（图6-14）。但是，如果形成了较粗的侧支循环，即使存在血管闭塞也可能没有问题。

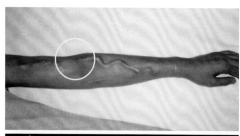

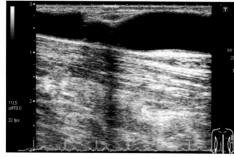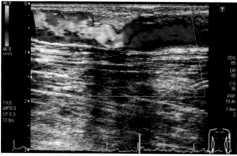

图6-14　桡侧皮静脉狭窄的病例
内瘘部近心端的静脉壁增厚，局部内径变窄约为1.8 mm。彩色多普勒超声观察到狭窄样血流信号

个人笔记

血流量的测量[9]

　　血流量由血管的横断面面积与平均血流速度计算得出。横断面面积是由血管的直径求出的，因此应考虑声束的入射角度，通常在血管壁清晰显示的断面进行测量，测量时应避免压迫血管。另外，通过多普勒超声测得的平均血流速度有以下两种，有必要确定一下设备条件的设定。根据不同的目的来正确使用，如果计算错误，结果会有很大差异，需要注意（图6-15）。

　　1. 时间平均最大血流速度（TAMV）：通过描记最大血流速度频谱的边缘（流速最快的部分）获得。常用来计算搏动指数（PI）。

　　2. 时间平均血流速度（TAV）：一个心动周期或一段时间内的平均血流速度。一个心动周期的平均血流速度可由仪器自动描记，一定要注意测量的是取样容积内的血流分布。

　　利用TAV可准确地计算出血流量。因此，在记录血流频谱形态时，取样容积要在不超出血管腔的前提下尽量调节到最大，多普勒滤波器应调节至可同时显示高速血流及低速血流。

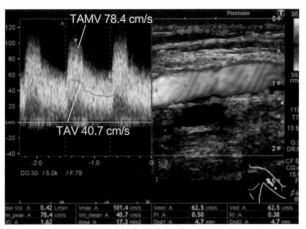

图6-15　2个平均血流速度。时间平均血流速度（time averaged flow velocity，TAV）的测值为40.7 cm/s，血流量为0.42 L/min。另外，时间平均最大血流速度（time averaged maximum flow velocity，TAMV）的测值为78.4 cm/s，由此计算的血流量为0.82 L/min。两者测算的血流量差异较大

参考文献

[1] 山本哲也，松村　誠. 下肢动脉エコー，下肢動静脉エコー実践テキスト. 重松　宏，松尾　汎，編. 南江堂；2008. p.60–110.

[2] 山本哲也，松村　誠. カテーテルと血栓，超音波検査テクニックマスター. 松尾　汎，監修. MCメディカ出版；2012; 9: 328–32.

[3] 許　俊鋭，他. 左内胸动脉バイパスグラフト開存の術後評価. Journal of Cardiology. 1990; 20: 607–16.

[4] 山村優子，他. リニア型カラードプラによる冠动脉バイパスグラフトの術前評価. 日本超音波医学会講演論文集. 1991; 59: 763–4.

[5] 山本哲也，松村　誠. モニターとしての血管超音波検査. 頸动脉・下肢動静脉超音波検査の進め方と評価法. 遠田栄一，佐藤　洋，編. 医歯薬出版；2004. p.101–6.

[6] 中村　隆，他. ブラッドアクセス作製における術前vein mappingの有用性について. 腎と透析. 2003; 54: 82–5.

[7] 日本透析医学会. 慢性血液透析用バスキュラーアクセスの作製および修復に関するガイドライン. 透析会誌. 2005; 38（9）: 1491–551.

[8] Jindal K, Chan CT, Deziel C, et al. Canadian Society of Nephrology Committee for Clinical Practice Guidelines: Hemodialysis clinical practice guidelines for the Canadian Society of Nephrology. J Am Soc Nephrol. 2006; 17: S1–S27.

[9] 山本哲也. 基礎理論の臨床応用技術　血管領域，超音波基礎技術テキスト. 超音波検査技術. 2012; (7): 229–50.

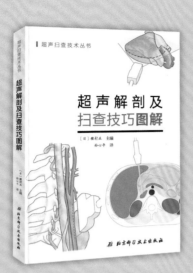

超声扫查技术丛书

超声解剖及
扫查技巧图解

[日] 樋村正 主编

孙心平 译

北京科学技术出版社

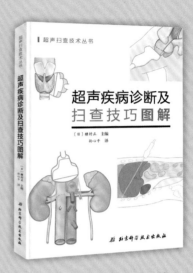

超声扫查技术丛书

超声疾病诊断及
扫查技巧图解

[日] 樋村正 主编

孙心平 译

北京科学技术出版社

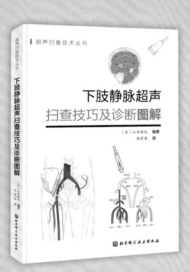

超声扫查技术丛书

下肢静脉超声
扫查技巧及诊断图解

[日] 山本哲也 编著

洪宾高 译

北京科学技术出版社

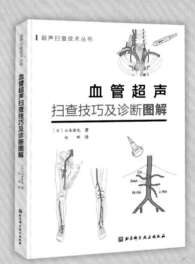

超声扫查技术丛书

血管超声
扫查技巧及诊断图解

[日] 山本哲也 著

赵晖 译

北京科学技术出版社

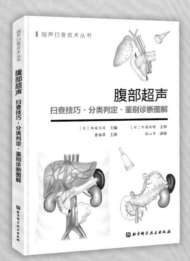

超声扫查技术丛书

腹部超声
扫查技巧·分类判定·鉴别诊断图解

[日] 冈庭信司 主编　[日] 竹原靖明 主审

黄裕强 主译　孙心平 译审

北京科学技术出版社

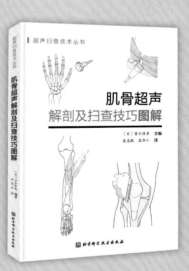

超声扫查技术丛书

肌骨超声
解剖及扫查技巧图解

[日] 皆川洋至 主编

晁志敏 孟华川 译

北京科学技术出版社